麻醉真相

ANESTHESIA

手術前的病人筆記，你一定要知道的麻醉計畫、用藥風險、術後照護……

振興醫院教授級主治醫師、臺灣大學醫學院兼任教授｜**蔡勝國博士** 著

時報出版

目錄

Chapter 4　手術後：止疼照護

Chapter 5　特定族群的麻醉 QA

Chapter 6　手術室外麻醉（Non-operating room anesthesia，NORA）

麻醉安全性提升手術成功度，功不可沒

　　自從乙醚問世，開創外科麻醉的新里程碑，至今已逾 160 個年頭，而醫學的發展日新月異，各種新的麻醉藥物及生命監視設備的臨床使用應運而生，無形中更加提升了麻醉的安全性。外科手術遍及各個學門，手術對象也從剛出生的嬰兒到百歲人瑞，由此可知外科手術的成功，麻醉確實扮演了重要角色。

　　麻醉安全不僅是麻醉醫師的責任，更需外科醫師及病人共同守護。為使民眾更加了解麻醉的問題，本院麻醉部蔡勝國教授累積數十年的臨床教學及研究經驗，集結成書，功不可沒。本書共分八個章節，從麻醉前、麻醉中及麻醉後，各項可能會遇到的問題，逐一為大眾解惑，也讓大家一窺平時不易接觸的醫療面向。

　　蔡勝國教授歷任台大及榮總兩醫院麻醉部主任，醫療專業表現傑出，屢屢獲獎表彰，其傑出表現更獲得不少媒體報導的肯定；加之又兼台灣大學及陽明大學教授，積極推動兩岸及國際麻醉交流、培育後進，致力於麻醉醫學教育，不計辛勞。工作之餘更在國際麻醉論文期刊上，發表逾兩百餘篇研究報告，其他醫學雜誌期刊上發表之文章，更是不計其數，無私奉獻之心，實在感人。於擔任台北慈濟醫院院長及本院醫療副院長期間，蔡醫師秉持堅忍不拔之精神，無私奉獻與付出，其麻醉專

業不只對於確保外科手術成功率功不可沒,更有效提升重症照護的品質,甚至對於後進之提攜與照顧,亦不遺餘力。

現代社會已正式邁入高齡化時代,人類終其一生可能都有接受過幾次手術和麻醉的經歷與機會,有感於民眾對麻醉的認知和需求的增加,期許憑藉此書的出版,能為更多民眾解開麻醉之迷,一起為提升麻醉的安全性而共同努力,深感此書意義之弘大,特為之序!

魏崢
振興醫療財團法人振興醫院院長

台灣麻醉學與
經食道心臟超音波推手

我與蔡勝國教授的結緣，始於 1997 年他獲得國立台灣大學特聘，就任為台大醫學院麻醉科主任暨台大醫院麻醉部主任教授的時候。由於他在經食道超音波上的專長，讓我見識到這個技術對於兒童心臟手術成功的強大助力，特別是在複雜的小兒心臟手術。經食道心臟超音波的使用，能夠監測手術中的心臟收縮功能外，又可以確保手術的成功。

我的專長是兒童心臟科，麻醉專業對我來說並不熟悉，但是經由蔡勝國教授引進的經食道心臟超音波儀器和技術，讓我見識到經食道心臟超音波，在手術前能確認診斷，看到病人異常病變，手術後又可立刻檢視手術的結果，確認手術的成功，避免術後還需要再一次手術的情形，等於是能雙重確保心臟手術的品質。

正因為如此，經食道超音波儀器曾被台大兒童心臟外科邱英世教授，形容為「像一面鏡子，可以把心臟看得一覽無遺、無所遁形」。由於其對兒童心臟手術的幫助很大，之後才被健保局列入心臟手術標準儀器設備的給付。單單是這一點，就可以看出蔡教授的專精，及其對於我國介入性及開心手術患者的偉大貢獻。

雖然在整個心臟手術中，麻醉醫師向來就只是個幕後英雄，我心目中仁心仁術的蔡勝國教授，從來就不曾因此而居功。在這本書共八章

的內容裡，除了提供一般民眾實用且必知的麻醉專業知識外，蔡教授也特別提到術前的詳細評估及準備，手術中藉由介入性監測儀器的協助，監測心血管功能的瞬間變化、有助於手術的效果。回顧蔡教授和我，在台大醫院為兒童心臟病一起工作，在週末一起打網球多年。蔡教授撰寫這一本新書邀我寫序，深覺榮幸，謹誌幾言為序。

國立台灣大學名譽教授

造福民眾，功德圓滿

我認識蔡勝國教授，是我在台大醫院任職時。我的專長是心臟手術，而他，就是常與我搭檔的心臟麻醉專科醫師。我對他的深刻印象，來自於他當時幾乎是以醫院為家。不論白天、黑夜，只要我有相關的疑問，都可以在開刀房的醫師休息室裡找到他並與他討論。甚至可以這麼說，我個人動過的開心手術無數，其中有一些案例都有我與蔡勝國醫師合作無間的成果。

因此，我深知麻醉的重要性，昔日若沒有麻醉的協助，今日也沒有外科的長足發展。在人類醫學歷史上，外科手術的發展比麻醉要來得早，但回顧這整個麻醉發展的歷史，因為兩百年前並沒有麻醉，人們寧可死也不願醒（活）著接受手術。

儘管現在的手術幾乎都在美「夢」成真的麻醉下進行，但是麻醉時間隨著手術的進行，有可能是幾小時甚至是一整天的時間，在這段漫長的時間中，其實存在著許多潛在的、「不可預期」的風險。這段時間之中，麻醉醫師必須分分秒秒專注著病人的生命，絲毫不能出差錯，而唯有麻醉醫師將工作做到「萬無一失」才能確保手術麻醉的安全，所以若說麻醉也是外科的守護神，一點也不為過。

很高興看到蔡勝國教授出版這本有關麻醉安全的書，本書一共分

為八個章節，有系統地向民眾解釋整個麻醉醫學發展歷史，以及各項應該知道的實用麻醉專業知識。蔡勝國醫師歷任台大及陽明大學醫學院教授、台大及榮總醫院的麻醉部主任以及台灣麻醉醫學會、台灣心臟麻醉醫學會、台灣心臟超音波學會理事長，累積四十餘年的麻醉經驗，這實在是一本造福民眾、功德圓滿的一本好書，我自然樂意且極為榮幸地為其推薦及寫序。

臺大醫學院兼任教授、亞東紀念醫院顧問

林芳郁

聞聲救苦的具體表現……

好像才一轉眼的時間，我就領到醫師公會所頒發的 45 年行醫紀念牌。回首當初學醫的初心，就是學習觀世音菩薩「聞聲救苦」的精神。事實上，手術麻醉及術後止痛，也的確是聞聲救苦的具體表現。

麻醉從早期的冷門學科，到目前在外科上的廣泛應用；從古早的乙醚麻醉，到現代的精準麻醉；從簡單的手、耳、眼並用，發展到現代數位化的監測儀器，或許有很多人認為，這是理所當然的發展，但這確實是台灣麻醉醫學經過多年努力而來的成果。我個人非常有幸參與其中，於是決定將它記錄下來，寫成這本書。

本書一共分為八個章節，除了最後一章是紀錄我個人的麻醉人生，以及一路走來的心路歷程（當然，也一定程度地記錄了國內麻醉專科醫學的發展）外，其餘七個章節，皆是我有系統地向民眾解釋整個麻醉醫學發展歷史，以及應該知道的各種實用麻醉專業與安全知識，值得每位想要了解麻醉領域的讀者們參考。

麻醉醫師是外科手術的守護神及幕後英雄，始終默默地對手術的麻醉照護品質及安全而努力，也是整個醫療團隊追求的目標。因此，隨著科技不斷進步，各種不同的生命監視器陸續被發明，有效的協助並降低手術時麻醉的風險。舉例來說，許多複雜的手術像是心臟手術，必須

藉由高端且昂貴監視器—經食道心臟超音波儀，來偵測病人生命跡象。除了監測即時心臟功能收縮變化，更可確保手術成功。我個人在擔任麻醉醫學會理事長任內，多次向健保局（現在的健保署）積極爭取，之後終於成功將此項需求，列入心臟手術的必要儀器及給付，大幅提升心臟手術及麻醉的安全及品質。這部分，算是我個人從醫超過45年以來，覺得最欣慰的一項成果。

　　本書得以順利完成，仰賴許多熱心朋友的協助，像是黃相碩教授、李雅雯小姐的繪圖、歐慶輝醫師及李麗卿、蔡玲蕙護理師的文稿資料校對、麻醉醫學研究發展基金會的協助推廣，以及王燦榮、楊立政兩位好友的支持鼓勵，個人謹在此獻上無盡的感激與謝意！

蔡勝國

〈寫在書前〉

走在鋼索上的工作——
你從不知道的麻醉……

我很喜歡用電影《THE WALK》男主角的職業，來形容麻醉工作，因為麻醉確實是一個非常嚴謹複雜且不容許掉以輕心的工作。誠如電影當中的男主角 Philippe Petit，他是一名在美國雙子星大樓上表演，利用鋼索走在半空中的人。而像他這樣的工作，只要稍微不注意，就是「一失足成千古恨」，跌落鋼索之下……。

　　對於麻醉專科醫師而言，主要工作之一就是在手術中「不能讓病人甦醒過來」；但在手術結束之後，卻「不能讓病人醒不過來……」，挑戰實在很大。對病人而言，整個過程的感覺就像是睡了一覺那麼簡單，所以，一般人不會重視麻醉這門專業，健保給付也相對偏低。然而，麻醉其實是一門很複雜的學科，麻醉醫師除了要評估病患的身體狀況，還得熟知手術的複雜度和時間長短。因為這些都會直接或間接，影響整個手術過程中的麻醉進行……。

　　麻醉確實是一個非常嚴謹複雜，且不容許掉以輕心的工作。我很喜歡用《THE WALK》片中男主角的職業，來形容麻醉工作。男主角 Philippe Petit，是一位在美國雙子星大樓上表演，利用鋼索走在高空的人。像他這樣的工作，稍微不注意就會「一失足成千古恨」，跌落鋼索下而死亡。當然，走鋼索原本就是 Philippe Petit 的工作，死亡對他而言，僅僅只是犧牲他個人的生命。更何況是他自願選擇這份工作。然而，麻醉卻有著完全不同的意義。麻醉專科醫師主要負責病患手術中的安全，

不容許絲毫的差錯。因為人的生命是非常脆弱的，不論你的身體有多強壯，只要缺氧三分鐘就「GG」了[1]。所以在手術麻醉中，麻醉醫師也是分秒必爭地，在維護及搶救病人的生命，就像走鋼索一樣。畢竟一有疏失，就可能造成病人「醒不過來，非死即傷」的嚴重後果。而這當中只有麻醉醫師將工作做到「萬無一失」，病人的手術安全才能獲得保障，而這就是你所不知道的麻醉。就好比兩、三年前，台灣曾推出一齣劇名叫做《麻醉風暴》的影集。而這部影集，便曾清楚描述了麻醉與臨床醫療工作的寫實狀況，推薦大家可以看看，或許有助於大家更了解麻醉醫師的辛苦與壓力！

在人類醫學歷史上，外科手術的發展遠比麻醉要來得早。那時的麻醉方式非常簡單，例如中國的神醫華陀，是採用曼陀羅花做的「麻沸散」來進行手術；古代希臘人用酒；印地安人用古柯鹼、大麻，還有曼德拉草、顛茄、金嬰海，甚至鴉片……，但這都無法滿足手術的需求。我甚至大膽這麼說，當時最好的外科醫師，應該就是動刀最快的醫師。

至於現代麻醉所使用的吸入麻醉藥，則是一種揮發性的液體，必須藉著蒸發器的作用才能變成氣體。而且因為具有刺激性氣味，一般人不太可能正常吸入，所以實在很難做為迷魂藥之用。當然，過去有些電影的情節中，常會出現壞人使用沾有麻藥的手帕，去蒙住被害人的鼻子，強迫被害人吸入毒氣的橋段。然而事實上，除非使用的吸入性麻醉藥濃度很高，否則當事人必須吸入「數分鐘後」才有可能暈倒。換句話說，想在空氣中保持很高濃度的吸入性麻醉藥，幾乎是不可能的任務。畢竟如此一來，持有麻醉藥的人肯定是「自己先暈倒」。遑論常見的吸入性麻醉藥—乙醚或笑氣，多半供娛樂之用，也就是「只會產生幻覺」

---

1. GG：網路語言，game over 的意思。

而已。所以社會上「使用吸入蒙汗藥，讓人一聞就暈」的傳言，其實是不太可能發生的。

不過，曾讀過《水滸傳》的人應該知道，這梁山好漢當中，最厲害的武器不是刀、槍，而是可以「百蒙百倒、智取生辰綱」的「蒙汗藥」。但事實上，《水滸傳》中使用的蒙汗藥並不是「吸入」的，而是放入酒或溶液中服用。

回到現代社會，李宗瑞使用迷魂藥，使得幾十個女子受害，這就是一種被稱為「現代蒙汗藥之王」的短效性安眠鎮靜劑—三唑崙[2]。一般人口服十五分鐘後即可入睡，等到二、三小時後醒來，什麼事情都記不得了。

麻醉 54_3

聽說「迷魂藥」能讓人「一聞就暈」，真的嗎？

我們常在報章雜誌中，看到「金光黨用迷魂藥騙老婦人的錢……」之類的新聞。其實，中國古代就有「蒙汗藥」的迷魂藥說法，它是將曼陀羅花[3]晾乾後、磨成細粉，再混以酒後，便可產生一聞就暈的感覺。

事實上，酒味本身也可致暈，曼陀羅花加酒之後，兩者加乘的作用更大。對於某些不勝酒力的人，就可能會產生頭暈的感覺。現代研究更發現，蒙汗藥與麻沸散都有「副交感神經阻斷」的作用。

---

2. 三唑崙：學名 Triazolam，又稱為 Halcion 酣樂欣。
3. 曼陀羅花又稱洋金花，依中醫古籍所述「味辛、性溫、有毒。子與花皆可入藥，具有止咳、平喘、止痛、鎮痙的作用。」

人類因為怕痛，麻醉自始承載過多期待

因為怕痛幾乎是人類的天性，所以對於現代人而言，實在很難想像在兩百多年前，曾有人在沒有麻醉的情況下進行手術，這根本只能用「痛不欲生」來形容。曾有記錄在 1812 年時，Baron Larrey 在波羅底諾戰役中，總共進行共二百條肢體的截肢手術，而且都是「五花大綁」、「生人活宰」。而據說由於手術過程太過血腥及震撼，竟連在一旁觀看的人也都嚇到昏厥而死。

這讓我想起昔日，奉派至沙烏地阿拉伯王國進行國際醫療支援時，有位朋友曾在沙國首都利亞德的市中心迪拉廣場，公開目睹一位小偷被砍掉右手的恐怖景象……。他表示自己不但在當場嘔吐，甚至幾天過去了都還無法順利入睡。試想，這個景象跟前面提到的那些古代手術，有何區別？

在我國歷史記錄中，大概也只有不怕死、勇敢無比的關公，才能在沒有麻醉的情況下進行「刮骨療傷」。但大家別忘了，他也必須藉由下棋來分散注意力。而事實上，這也是另一種減低疼痛的另類催眠法。

1844 年時，威爾士曾拿自己當實驗品，先吸入俗稱笑氣的一氧化二氮，再請同為牙醫師的朋友，幫忙自己拔掉已經蛀掉的臼齒。直到 1846 年，乙醚（Ether）麻醉劑開始在臨床手術上被使用。此舉不但改變了外科的歷史，更讓病人免於痛苦，造福人類良多。整型手術先驅迪芬巴赫（Johann Dieffenbach）就曾說過：「疼痛從我們身上帶走的美夢已成真，疼痛是人類生存的最高意識，也是不完美身體最獨特的感覺。現在終於屈服在人類的思維力量下，屈服在乙醚力量下」。從此，開啟了偉大的外科時代。直到 1847 年，開始出現「Anesthesia」這個字眼，也就是如今所說的「麻醉」。時至今日，現代人小至拔牙，大至開刀，

什麼都要求無痛，植牙要無痛、生產分娩也要無痛，就連做個胃腸鏡檢查也要求無痛。甚至在講究人權的社會氛圍下，連犯人執行死刑，都得麻醉進行。

麻醉的英文是 Anesthesia & Analgesia。從中文來看，顧名思義，「麻」就是「不痛」，「醉」就是「不知，沒有意識」。但現在的麻醉則應多加一個字—「不動（Muscle Relaxation）」，也就是肌肉鬆弛，以有助於手術的進行。

自古以來，人類就在尋求能解除疾病痛苦的藥物。早在 1846 年，人類發現並使用乙醚來進行全身麻醉的時代前，也就是距今 1,700 年前，東漢神醫華佗就已發明了名為「麻沸散」的麻醉藥 **4**。據說病人服用後，就像醉酒睡著了一樣，醫師便可進行手術。麻沸散的發明，雖然造福不少的人，但最後卻因為缺乏有效系統的研究和記錄而失傳（歷史記錄指出，華佗為治療曹操頑固腦疾，因提出開腦建議而被殺）。之後，日本一位名叫「青洲」的醫師，根據失傳的麻沸散配方，在 1804 年自行發明了麻醉藥—「通仙散」，並成功完成乳癌切除手術，成為了史上首例有紀錄的全身麻醉。「通仙散」的主要原料—洋金花，含有東莨菪鹼（Hyoscine）、莨菪鹼（Hyoscyamine）等生物鹼，它和神經傳導物質乙醯膽鹼（Acetylcholine）的結構有些相似。但由於洋金花的毒性甚強，「通仙散」配方最後也因此而失傳及消失。發展至今，日本麻醉醫學會為了紀念青洲的功績，就在醫學會的標誌設計上，採用洋金花的圖案。孰不知，洋金花就是曼陀羅花，也就是華佗早就用來製作「麻沸散」的主藥。該花的外形看似百合花、花香清淡，但人聞久了，就會出現輕微幻覺。

---

4. 麻沸散的配方由曼陀羅花 1 斤、生草烏、香血芷、當歸、川芎各 4 錢，再加上天南星 1 錢，總共六味藥所組成。據說病人服用後，就像醉酒睡著了一樣，讓醫師可以進行手術。

麻醉 $5_4{}^3$

低溫既可減少疼痛，可做為麻醉之用嗎？

　　一般我們在運動受傷時，都知道可以用冰敷的方式，進行消腫及止痛之用。只不過，那只是局部作用而已。如果是攀登高山，而發生全身低溫（失溫）狀態，則會引起全身血管收縮，造成周邊血管阻力增加，使得心臟難以把含氧血打出。更嚴重時將導致心臟驟停（Cardiac Arrest）及休克的現象。頭部保持低溫狀態，可以對大腦進行保護，避免大腦缺氧或缺血時間的延長。

　　這種讓體溫低於攝氏 28 度的「中度低溫技術（Hypothermia Technique）」，在 1953 年心肺機（CPB）發明之際，就已應用在心臟手術上。當進行心臟手術時，人工心肺機會把人體全身平均動脈壓，保持在 50 ～ 60mmHg 左右，並且讓心臟停止跳動而進行開心手術。

　　這個時候，還必須藉著維持身體的低溫以保護腦，等手術結束後，再回溫及恢復心跳。假設施行心臟手術的是嬰兒，就要利用更深度低溫（體溫維持在攝氏 18 度以下）的「全循環驟停 (Deep Hypothermic Circulatory Arrest，DHCA)」，在不需要人工心肺機循環輔助下，而讓心臟驟停，並進行開心手術。這個時候，攝氏 18 度以下的低溫，可以保持腦部在「全循環驟停 (Total Circulatory Arrest)」下，就算缺氧達到 30、40 分鐘，也不致於傷害腦部功能。

　　承上文便可解釋，為什麼英國一位登山女遇暴風雪患低溫症，在心跳停止 6 小時後，不但奇蹟獲救，腦部功能還沒有任何損傷的原因⋯⋯。

為求紓解疼痛，麻醉與毒藥僅一線之隔

　　其實，早在人們還沒有找到真正有效的麻醉藥物前，凡是能夠降低疼痛或具備麻痺效果的東西，都會被拿來使用，當然，效果實在很有限。舉例來說，發生在 1807 年普魯士王國的「艾落之役」便曾有記載，戰場上的士兵發現可用冰塊降溫，協助被截肢者舒緩疼痛。19 世紀知名小說家兼劇作家柏妮就曾表示，她曾用「喝葡萄酒」的方式來減緩切除乳房術後的疼痛。當然，整個過程毫不意外的是「痛不欲生，苦不堪言」。

　　細數那個年代，可以緩和病人痛苦的方法無非是：讓患者大量飲酒、服用鴉片，甚至連催眠術都曾派上用場……，只是「完全無效」。後來在發現新大陸後，西方人發現早期南美洲的原住民，會把咀嚼古柯葉葉片後產生的唾液塗抹在傷口上，藉以減輕疼痛。1884 年，柯勒醫師把古柯鹼溶液塗在眼睛上，卻沒有感覺到疼痛。這也是近代醫學中，採用古柯鹼溶液做為局部麻醉劑，進行無痛手術的開始。隔（1855）年，德國化學家弗理德里首次從古柯葉中，成功提煉出一種麻藥成份，並將其命名為 Erythroxylon。1859 年，奧地利化學家紐曼更把古柯鹼進一步純化，命名為 Cocaine。從此以後，古柯鹼便正式成為局部麻醉藥（不過，由於古柯鹼容易成癮，所以，目前已經被其他更安全、更不容易成癮的局部麻醉藥 Lidocaine……等所取代）。隨後，美國醫生豪斯泰更曾把古柯鹼注射到神經裡，做為「局部神經阻斷術（Nerve-block Anesthesia）」之用。

　　從以上的麻醉藥發明過程中可以看出，麻醉藥雖不能說是「毒藥」，但卻從基本上，抑制了人類的中樞神經及周邊神經，並且藉由

「阻擋神經訊息的傳遞」，「暫時」引起人體意識的消失（當然，全身感覺及運動也隨之消失），並且抑制身體反射及肌肉收縮作用，以便讓手術順利進行。但在獲得以上效果的同時，麻醉藥也會抑制人體的呼吸及循環系統，引起血壓下降和呼吸停止，也就是產生「類似毒藥」的作用，這個結果讓麻醉藥與毒藥之間，僅僅只有「一線之隔」。因為只有正確使用麻醉藥，這種「中樞神經抑制作用」才能是「暫時且可逆性」的，一旦停止用藥，病人就會恢復中樞神經的正常運作。所以，過去也曾有不少人因為不當使用麻醉藥而死亡的案例。其中最典型的就是明星麥克・傑克森（Michael Jackson）使用 Propofol 牛奶針猝死的個案。

事實上，麻醉藥的適當用量因人（成人、老年、幼兒）而異，也會因病人患病的部位（例如心臟、肺部、肝臟、腎臟等）而有所不同。換句話說，麻醉並不是「只要打上一針麻醉針」就行，手術的難易度、複雜性、施行手術時間的長短，甚至手術中突發的大量出血，都會導致麻醉風險的發生。

這是因為在手術中，一旦病人的體液與血液大量流失，麻醉醫師便需要當機立斷，給予大量輸液或血液，以補充適足的電解質及血液。此外，手術體位的改變，也會影響麻醉病人的生命徵象。這是因為病人在麻醉時，其每分每秒生命跡象的測量及記錄，都是麻醉醫師非常重要的參考與應變指標。

像我早期在研習麻醉醫學時，當時還沒有生命監視儀器，來協助麻醉醫師監督病人的生命跡象與變化，一切就只能靠麻醉醫師的眼、耳、手等身體部位的本能，來評估適合病人麻醉的深度（我記得當時每位麻醉醫師都要配戴一個小耳機，另一端連接一條長的塑膠管，前端再接連一個小聽筒，置於左胸位置，胸前聽筒可以聽到病人的呼吸聲音及心跳的聲音，參考圖 0-1）。簡單來說，當時麻醉醫師只能由病人的呼

吸音及心跳音的大小及快慢，判定麻醉程度的深淺，隨機調整麻醉藥量。然而病人在手術中的身體狀況，常會因為手術因素而瞬間變化，以至於麻醉醫師無法及早察覺而錯失良機。結果就是病人不但可能會出現併發症，死亡率也隨之增加。

　　不過，隨著科技不斷進步，各式生命監視器陸續問世，已成功援助麻醉醫師手術時的麻醉進行。舉例來說，像是開心臟之類的複雜手術，必須藉由高端且昂貴的監視器（例如經食道心臟超音波儀），才能監測病人即時的心臟功能與收縮變化，確保手術成功。當然，在麻醉過程中，麻醉醫師除了提高麻醉的安全性外，如何維持足夠的麻醉深度？既是職責，也逐漸變成是一個重要議題。也就是說，麻醉醫師現在也在極力避免如暢銷書《麻醉之後》（Awake）作者 Kate Cole-Adams 在書中所描述的恐怖情節──「病人在『全身麻醉』中甦醒……」[5]的發生。

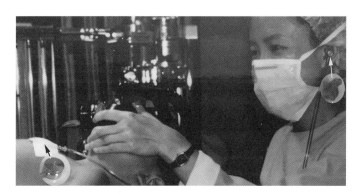

圖 0-1，心前區聽診器

---

5. 這是病人在手術中仍有意識（Awareness），且感覺疼痛（Pain）的現象。而這也是現代麻醉所關心的「術中（麻醉）醒覺」（Anesthesia Awareness）

因為如此，麻醉醫學近幾年提出了「精準麻醉（Precision Medicine）」的理論新發展，特別強調麻醉醫師必須依照個別情況，選擇不同的麻醉及劑量。簡單來說，就是所謂的「客製化麻醉」。

現代醫學非常講究所謂的「精準醫學」，也就是一種「個人化」的醫學。對手術麻醉來說，也更需個人化。這是因為每個人的麻醉，會依身體、生理狀況、所進行手術種類、性別、年齡與疾病的不同而進行調整，這也是近幾年來所談的「精準麻醉」之內涵。

最後是藥物殘留的議題，現今所使用的吸入性麻醉劑，會溶於血液中的機率非常低。也就是說，病人在被麻醉後，血液中不太可能會殘留麻醉藥的代謝產物。況且，就算是靜脈麻醉所使用的麻醉藥，多數也會經過肝臟代謝及排出，很少會有藥物的代謝物積留在體內的情況。簡單來說，經過麻醉後的病人只要甦醒，這些麻醉藥都會排出體外，不會留存於體內。有關這點，大家盡可放心。

人體在麻醉時，身體狀態跟腦死一樣？

很多人都會問，「我們被麻醉之後，大腦需要多久的時間才能全部重新恢復正常（Reboot；意指重新啟動）？」

在此，我想引用哈佛大學醫學院麻醉教授 Emery Brown 的說法——「麻醉是『可恢復的昏迷』」來回答。因為在麻醉時，麻醉醫師必須從麻醉深度監測儀器（不論使用 Entropy 或 BIS）的監測，將腦波控制在原先的 30%～40%。此時所呈現的昏迷，是短暫且可恢復正常的抑制狀態，但病人仍舊保有血壓及心跳的功能。這與「生命中樞的腦幹壞死，導致呼吸、血壓、心跳停止，且腦波呈一直線」的真正「腦死（即腦波等於 0）」截然不同。簡單來說，麻醉是用麻醉藥來誘發病人

麻醉 $5_4{}^3$

麻醉是否會傷到腦細胞或失憶，造成麻醉後神經失調？

　　許多病人常會問我，有關「麻醉藥會不會傷害腦細胞」的問題，我想在此解釋：由於吸入或靜脈麻醉藥，主要是作用在中樞神經上，增加 r- 氨基丁酸（r-Aminobutyric Acid，GABA）的神經傳導質，並激活 GABAA 受體，藉以打開中樞神經細胞上的氯離子通道，使神經元細胞膜產生「超極化（Neural Hyperpolarization）作用」，抑制神經信號（Signaling）的傳遞，進而產生麻醉、安眠、鎮靜、止痛和肌肉鬆弛等效果（圖 0-2）。

　　換言之，這些麻醉藥並非直接作用在腦細胞，所以不會對腦神經細胞產生直接傷害。更何況這種作用是暫時性的，所以除非病患原先就有合併腦神經病變的疾病，否則一般正常人在麻醉後，並不會有腦神經失調的現象產生。

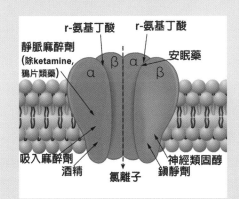

圖 0-2，各種麻醉藥物作用於 GABA-A 受體的位置。右上方是受體從正面看，右下方由上往下看，都包含 2 個 α、2 個 β。

的深層睡眠。麻醉時，當事人不會有知覺，腦波呈現下降（但不會低於40%，更不會等於0）的情形，所以，這並不等於死亡。

一般來說，人們睡眠時「做夢」就代表「睡眠品質不好」。因為做夢通常是發生在沒有深度睡眠的「睡眠快速動眼期（REM）」；但是病人靠麻醉而進入睡眠，是靠藥物誘導來進入「深度麻醉」狀態，也就是一種無意識、無感覺、無疼痛、無反射反應的睡眠，根本沒有所謂的「睡眠週期」發生，自然也不會發生「快速動眼睡眠」而做夢。遑論麻醉是一種「可恢復的昏迷」，既然病人是處於「昏迷」狀態，自然也就不會「做夢」嘍！

之前，密西根大學麻醉教授 George Mashous 曾經利用腦電波圖，針對兩組各三十位病人（一組進行深度全身麻醉，另一組則是自然睡眠）進行研究。結果發現：麻醉恢復與「自然睡醒」不同，而是「一次只恢復一部份，不是一次全部恢復」。其中大腦最早恢復正常的部位是「前額葉皮層（Prefrontal Cortex）」，該部位主要負責解決問題的記憶（Problem Solution Memory）和運動功能。至於其他大腦區域的反應，包括反應時間的控制和注意力的恢復，則需要更長的時間（約3小時），才能完全恢復。

做為一個現代的麻醉醫師，在面對各種突發狀況及挑戰時，確保病人的手術安全絕對是義不容辭的事。我始終堅信，只要充份了解病人的狀況並且配合手術的需要，事先擬妥周詳的麻醉計畫，就能提供病人一個安全的麻醉過程。雖然在整個手術中，麻醉醫師向來就只是一個幕後英雄，但是，促成手術的成功既是我們最大的責任，自然也可透過這個結果，分享到成功的喜悅。

如今，回顧這整個麻醉發展的歷史，兩百年前因為沒有麻醉技術，

人們寧可死亡也不願醒（活）著接受手術。儘管現在的手術都在美夢成真的麻醉下進行，但是否一切都如預期所願？答案恐怕並非一切盡如人意。因為，由於麻醉存有以上各種不可預期風險，麻醉科可說是所有臨床醫學裡風險最高、投保費用也最高的一門專科。

特別是近年來受到人口老化的影響，根據 2018 年的統計，國內老年人口比過去十年增加了 14.2%，但健保費用卻增加了 38.2%，這代表高齡者接受的手術（例如骨折、腦出血、心臟瓣膜退化等疾病的手術）佔比越來越多。年長者手術增加，麻醉風險自然隨之提高。再加上各科別複雜的手術相繼出現，麻醉也開始走上「專科化」。截至目前，已經發展出心臟、神經、產科及小兒麻醉等專科，發展越來越多元。

而對患者而言，從麻醉開始閉上眼睛，直到從麻醉中甦醒過來……，整趟過程恍若就只是「一秒鐘」的事。因為在這段麻醉的過程中，他幾乎已經失去所有的知覺與感覺，就像死去一般。孰不知，麻醉時間隨著手術的進行，可能是幾小時，甚至是一整天的時間。而在這段漫長的時間中，其實存在著許多潛在的「不可預期」風險（例如惡性高熱、困難插管、藥物過敏、甲狀腺風暴……等）。這時，麻醉醫師必須隨時專注病人的生命跡象，絲毫不能出差錯，方可確保手術過程中，病患的麻醉安全。

在日本，取得醫師執照的人，可以自稱是內科、外科、皮膚科等多種科別的醫師，但唯有麻醉科醫師，必須通過厚生勞動省的特別資格審查。由此可知，麻醉科是多麼需要高度特殊技能觀念的一項專門職業。

接下來，我將會在後面幾個章節裡，從病人開始接觸麻醉的時間順序，為大家逐一介紹一定要知道的麻醉知識。希望透過這些實用的麻醉專業，讓大家未來面對手術時，能夠更安全也安心。

Chapter 1

麻醉「分類」知多少？

行醫多年，我最常被病人問到的問題就是：「全身麻醉好，還是半身麻醉安全？」

嚴格說來，真要分析比較兩者的優、缺點，我的看法是：全身麻醉的作用快速，恢復也快。但病人在全身麻醉之下，沒有任何意識，麻醉風險自然較高。而半身麻醉時因意識清楚，病人手術過程中所需承受的壓力較大，這也是大家比較詬病的地方……。

圖片由 Arek Socha 在 Pixabay 上發布

1-1 麻醉「維持階段」的5種模式

有人說，麻醉跟死亡沒兩樣，差異點在於：沒有人曾經真正地死而復生；所以，死亡究竟是什麼感覺？沒有人可體會。換言之，麻醉應該是瞬間失去知覺，醒來時彷彿就像剛閉上眼睛又立即睜開眼睛，整個過程好像只過了1秒鐘，既超越時空且完全失去時間感──這就是麻醉的奧妙：無知覺、無痛苦、無煩惱。

本章節將跟大家聊聊手術進行時，所適用的各種麻醉方式，希望對讀者們有所幫助……。

即將進行手術麻醉的病人們，都會由麻醉專科醫師在術前，進行麻醉評估，醫生根據病人的手術種類及個人狀況，選擇不同的「麻醉方式」與「麻醉用藥」。而在病人正式麻醉之前，麻醉醫師會先進行所謂的「麻醉誘導」。

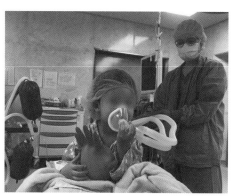

圖 1-1，幼兒自己拿著面罩進行麻醉誘導，有助於降低其對於麻醉的恐懼。

麻醉醫師在進行全身麻醉誘導前，會先給病人充分時間的氧氣（Preoxygenation）供給，讓病人處於最高的「氧合狀態」，確保肺部存氧功能正常（正常肺部可充滿 3,000 cc 的氧氣），以備不時之需；藉此延長病人忍受缺氧的時間，藉以減少相關風險的發生。一般來說，除了幼兒透過「面罩」，

使用吸入性麻醉藥進行麻醉誘導（可有父母在旁陪同）外（圖 1-1），其他成年病患都是使用靜脈注射麻醉藥進行快速誘導，再搭配短效的神經肌肉阻斷劑，以此做為快速插管之用。

　　至於實際開始手術後的「麻醉維持」階段，通常可利用「吸入」、「靜脈（注射）」、「平衡」、「標靶全靜脈輸注法之全靜脈麻醉」，以及「鎮靜」等五種麻醉方法。

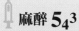

麻醉 $5_4{}^3$

什麼是「麻醉誘導」？

　　麻醉誘導是指是用鎮靜麻醉藥物，或是合併使用神經肌肉阻斷劑，使病人從清醒階段，快速進入睡眠狀態。

　　早期使用吸入性麻醉藥物一乙醚來進行麻醉，此法讓病人入睡的速度變得非常慢。1937 年，Guedel 將麻醉分期，從非常清醒一直到入睡，大約會經過以下四個階段：「止痛期（病人只會感覺無痛，但意識非常清楚）」、「譫妄期（病人意識消失，但此時期的病人，會發生咳嗽、大聲喊叫、躁動，甚至喉頭痙攣的情形）」、「外科麻醉期（這時可以接受手術）」，以及「麻痺期（麻醉深度太深，病人血壓、心跳及呼吸都會受到嚴重抑制）」。

　　現代的麻醉誘導，就是要在 30 秒內，讓病人從以上第一期（止痛期），直接進入可以施行手術的第三期（外科麻醉期），以避免病人在第二期可能出現的風險。

1. 吸入麻醉法

採用吸入麻醉法的優點在於：所使用的麻醉藥濃度可經由「蒸發器（Vaporizer）」來直接調節。此舉不但容易控制病人的麻醉深度，也方便麻醉醫師依據手術需要，隨時調節麻醉藥的濃度。

特別是在使用「血／氧分配係數（Blood ／ Gas Coefficient）」越小的麻醉藥時，由於藥物作用越快，其從身體排出的速度也越快，更容易調節麻醉深度。此外，吸入式麻醉藥物同時具有麻醉、止痛、肌肉鬆弛等作用，一般病人的接受度頗高。

2. 靜脈注射麻醉法〔Intravenous Anesthesia〕

靜脈麻醉是在手術麻醉中，從靜脈注射安眠藥及止痛劑，使病人失去知覺及感覺後，再輔以「適當劑量」的神經肌肉阻斷劑，讓病人骨骼肌產生鬆弛作用，以利手術的進行。在採用這種麻醉法時，必須搭配安眠劑、止痛劑、神經肌肉阻斷劑等三種藥劑，才能滿足不同手術的需要。然而由於各種藥劑效用的半衰期不一致（也就是作用程度及時間不一致，且作用會隨時間遞減），麻醉醫師必須「適時追加」相關劑量，才能讓病人血液中藥物的安眠、止痛濃度維持不墜。

只不過，由於這種方式是注射幾種不同的麻醉藥來完成，不能像吸入式麻醉法一樣，使用單一吸入麻醉藥，既單純且易於控制吸入藥劑的濃度，所以這種靜脈麻醉方法的麻醉深度，通常也較難控制。故而根據統計，很容易發生「安眠藥劑量足，但止痛藥劑量不足」，或是「止

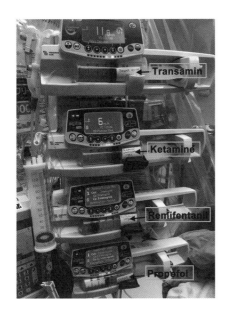

圖1-2，66歲、體重60公斤男性接受脊椎手術，使用標靶全靜脈輸注法（Target Controlled Infusion，TCI）做全身麻醉：標靶控制輸液幫浦是根據病人年齡、體重等因素，來決定其輸注的速度及劑量。此病人共使用3種不同靜脈麻醉的安眠、鎮靜止痛藥，（由下而上）分別為短效的安眠鎮靜藥Propofol、短效的止痛劑Remifentanil及Ketamine，由電腦控制輸注，以達到足夠的麻醉深度。

痛足、安眠不足」，甚至是「兩者皆不足」的情形，進而引發病患「手術中甦醒（Awareness）」。

3. 平衡麻醉法（Balanced Anesthesia）

平衡麻醉法是先以靜脈麻醉劑，做為「麻醉誘導」之用，讓病患快速進入麻醉手術期，接著再以吸入麻醉劑做為麻醉「維持」之用。好處是容易控制手術中麻醉深度，所以病人比較不會出現「手術中甦醒（Awareness）」的情形。

4. 標靶全靜脈輸注法之全靜脈麻醉（Target Controlled Infusion, TCI）—精準麻醉

在傳統的靜脈麻醉法裡，不論是安眠、止痛或神經肌肉阻斷劑，通常都採用單次靜脈注射，之後再隨著手術的進行，進一步給予追加劑量。也正因為如此，採用這種麻醉法時，病人血中藥物由於濃度不穩定、麻醉深度不易維持，很容易造成「手術中甦醒（Awareness）」。所以醫界目前多半改採另一種較先進，號稱「量身打造」的靜脈麻醉法—也就是「標靶輸注靜脈麻醉法」（圖 1-2）。

這套麻醉方式的完整學名是「標靶全靜脈輸注法（Target Controlled Infusion，TCI）之全靜脈麻醉（Total Intravenous Anesthesia，TIVA）」，做法是先將病患的基本資料（年齡、身高、體重）輸入電腦，設定不同藥物在血中或腦中所需的濃度，再根據 Entropy 麻醉深度監測儀（圖 3-14）所呈現的「病人足夠麻醉」參數，進一步調整足夠且適當的劑量，以進行麻醉。

如此一來，麻醉醫師便可在麻醉手術中，全程保持病患擁有穩定及足夠的麻醉深度（Adequate of Anesthesia，AOA）。此法不但能減少病人的麻醉使用劑量，也可讓病人從麻醉狀態中快速恢復。

5. 鎮靜麻醉法

鎮靜麻醉法通常分為兩種，一是所謂的「輕度鎮靜麻醉法（Conscious Sedation）」，也就是在整個麻醉過程中，只使用安眠劑 Diazepam 一項藥物；另一種則是「重度鎮靜麻醉法（Heavy Sedation）」，是使用效果快速的安眠劑—丙泊酚（Propofol）」，再加

一個短效止痛劑—Rapifen（超短效的 Fentanyl）。

鎮靜麻醉法通常用在施行短時間的簡易手術，例如美容手術，或是手術室外麻醉—腸胃鏡檢查時使用。

由於鎮靜麻醉的深度，是因人而異的動態呈現，再加上這些藥物的使用，都會引起病患的呼吸抑制、血壓下降、心律不整、喉頭痙攣、譫妄（(Delirium)）及抽搐（Convulsion）。所以，這種麻醉方式必須在一定的監視儀器設備，還有麻醉專科醫師的執行下使用，才能防止意外的發生，甚至病患的傷害或死亡，不可不慎。

1-2 麻醉「部位」的 4 種徵狀

基本上,麻醉因「部位」的不同,又可分為「全身」、「半身」、「區域」與「局部」等四種麻醉方式。以下,且讓我逐一為大家分別介紹這四種麻醉方式的差異之處。

1. 全身麻醉

全身麻醉是一個短暫失去知覺和記憶,但麻醉後可完全回復的一個過程。之前的動物實驗顯示,「全身麻醉」對生命的長短並無影響,但臨床上對高齡病患而言,由於慢性疾病以及手術後生活品質的影響,也可能會因為引起其他併發症,而提早結束生命。但是,死亡原因都與麻醉沒有直接關係,而與病患原有的疾病相關。

在全身麻醉中,病人需要的除了「安眠」外,還需要包括腦部的麻醉,使疼痛信號及反應消失。一般來說,全身麻醉會合併使用靜脈或吸入麻醉劑,且分為以下三種模式:

(1) 插管全身麻醉

插管全身麻醉的好處是:藉由氣管內管的輔助,可以保持病人呼吸道的暢通。所以特別是肥胖或患有阻塞性睡眠呼吸中止症(Obstructive Sleeping Apnea)的病人,在進行長時間手術或使用神經肌肉阻斷劑時,最適合採取這種插管全身麻醉法,藉由人工呼吸器來幫助他們正常呼吸(圖 1-3)。

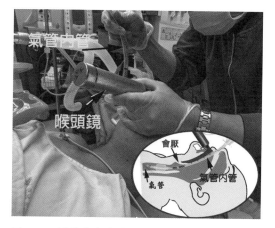

圖 1-3，插管全身麻醉的方法及示意圖（右下）。

（2）面罩式（臉面罩及喉頭面罩）

面罩共分為「臉面罩」（Face Mask）及「喉頭面罩」（Laryngeal Mask，LMA）兩種（圖 1-4、圖 1-5），全都適用於規模較小、時間較短，或是直接在門診便可進行的小手術。

喉頭面罩是將一個橢圓形面罩，放在病人的聲門上，以利氣流通到氣管。

面罩式麻醉最大的優點是：病人在麻醉之後，喉頭多半都不會有不舒服的感覺。

（3）鎮靜靜脈麻醉（Conscious Sedation）

這種方式適用於時間較短的手術或檢查，雖然病人並未使用氣管插管或面罩，但也需要將以上兩者儀器備妥，以防出現突發狀況時使用。當然，手術現場也必需備妥監視生命跡象的儀器，並且做好病人全身麻醉的準備。

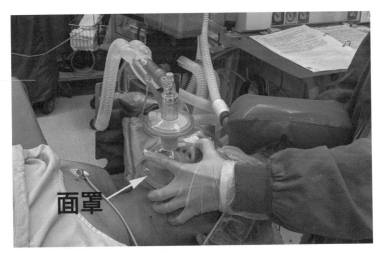

面罩

圖 1-4，臉面罩式麻醉。

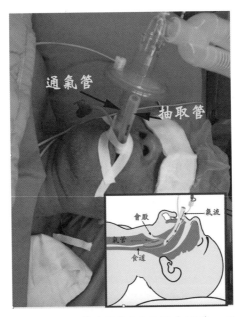

通氣管

抽取管

會厭
氣管
食道
氣流

圖 1-5，喉頭面罩式麻醉及示意圖（右下）。喉
頭面罩置於喉咽的聲門呼吸道，一端罩著氣管
口，另一尖端堵住食道，使氣流（箭頭處）可
以直接進入氣管。

進行鎮靜靜脈麻醉時，必須全程透過生命徵象監測儀器的監控，確保麻醉醫師提供病人輕度乃至重度的安眠。此法適用於外科小手術或檢查，且在訓練有素的麻醉專科醫師執行下，通常是相當安全的。

基本上來說，全身麻醉是阻斷腦內神經傳導信號（Nerve Signals）的傳遞，可使大腦忘記手術及疼痛，但這種作用是可恢復的。腦電波（EEG）呈現腦波降低至安全範圍，但還未至「腦死」的階段。一般來說，病人在全身麻醉誘導後，約可在 30 秒內睡著。一開始，麻醉醫師會進行較慢速的給藥，目的在測試你對麻醉藥的敏感度及過敏反應，藉以決定最後實際的劑量。所以，麻醉醫師通常在打麻醉藥之後，要求病人從 10 開始倒數……。

事實上，這可不是在測驗你的數學程度吶，而是當麻醉藥進入病患血液中，往往很快就會產生作用。麻醉醫師要你倒數的目的，一方面可減低你的焦慮和不安；另一方面，經由倒數的過程，亦可預測你對麻醉藥的「反應」及「敏感度」，有助於接下來麻醉給藥的參考。正因此，我在這裡要再三提醒讀者，未來不論是自己或家人在麻醉時，當麻醉醫師要你從 10 數到 0 時，千萬不要「硬撐」。因為「硬撐」之下，麻醉醫師可能認為自己所使用的麻醉藥劑量對你來說過輕，進而加重麻醉藥量。如此一來，先不談麻醉藥過量的風險，你也可能因此需要花費更長的時間，才能從麻醉中清醒。

對麻醉而言，太快速的入睡，並無實質的好處。網路上曾有不少進行過全身麻醉的人表示，自己在進行全身麻醉時，往往麻醉醫師方才數到 3，自己就已經入睡了。但根據我個人多年來的經驗，瞬間昏迷、入睡的時間，一般以在 10 秒內完成比較常見。一旦手術結束，醫師停止注射麻醉藥或給予解藥後，身體肌肉功能快速恢復，也可自然呼吸，很快就可叫醒且可拔除氣管內管，上述過程一般需要約 45 分鐘至 1 小

時的恢復期，所以病人需要移至恢復室照顧直到完全清醒，才可送回病房。但上述許多因素，如手術的時間，疼痛的刺激，還有麻醉藥和手術中使用藥物等因素，都是導致病人延遲醒來的因素之一。

　　至於全身麻醉的主要缺點是，它會導致病人的「反射作用」消失，不但會「失去知覺」，全身的生命徵象包括血壓、呼吸、心律等都受到抑制，造成血壓下降，心律及呼吸變慢，導致麻醉風險變高。當然，因為經過麻醉前評估及準備（除非急診或疾病本身嚴重），對大部分常規手術而言，其麻醉危險性是相當低的，約小於十萬分之一。根據美國麻醉醫師協會 ASA 分類第一級病人，非預期危險性機率只在 0.03%，除非是急診手術，危險性才可能高達 4.5%。

　　所以，病患若想克服全身麻醉的缺點，首先就要在手術時，選擇具有完整訓練，以及領有國家執照的麻醉專科醫師或麻醉專科護理師所在的醫療院所；其次，必須確認不論手術大小，在麻醉過程中，皆有生命徵象監測儀器，隨時監控生命徵象。再者，進行手術的醫療院所必須具備「麻醉恢復室」，以防手術麻醉後的併發症產生。另外，病患在全身麻醉的整個過程，由於完全失去知覺與痛覺，所以許多身體的保護反射都會隨之消失，而生命徵象因受到不同程度的抑制，常會出現血壓、心律、呼吸等系統受到傷害以及不同程度的風險。為了克服上述的危險，全身麻醉必須具備下列條件：

- 麻醉人員必須具備完整的訓練，以及領有政府認可的執照。
- 麻醉除麻醉專科醫師個人外，也須有照護團隊（Anesthesia Care Team）。
- 除麻醉機外，應配備有標準的生命徵象監視系統。
- 醫院設有麻醉恢復室，藉以觀察手術後的併發症。
- 設有急救設備。

麻醉 5_4^3

「全身麻醉」會縮短壽命嗎?一年中,最多可做幾次「全身麻醉」?

　　根據 2020 年健保資料庫顯示,65 歲以上人口佔 16.2%,男性平均年是 78.1 歲,女性則為 84.7 歲。這些高齡長者一生中或多或少都做過幾次手術麻醉。由此項數字來看,麻醉似乎也沒有影響到他們的平均壽命。至於「每個人一生中,到底能夠做幾次麻醉?」這個問題,事實上也沒有一定的規定及答案。因為麻醉並不像 X 光攝影或斷層檢查,每人每年照射量必須低於 50 毫西弗的輻射,才能避免致癌的可能。

　　單以麻醉來説,只要病人身體健康且有手術的需要,就可接受全身麻醉。例如我曾經照顧一位嚴重燒傷的病人,每天必須換藥、傷口修復、傷口切除及清創術、取皮、植皮、重建手術,他得忍受這種重複且不間斷的手術和麻醉,整個治療過程約需 6 個月的時間,他不斷地接受全身手術及麻醉逾五十次(圖 1-6),結果也並未造成任何麻醉副作用及併發症。當然,由於每次麻醉都會使用止痛劑,為了避免產生耐受性及上癮,不但要小心使用嗎啡類的止痛劑,也可改換非嗎啡類的止痛劑代替。

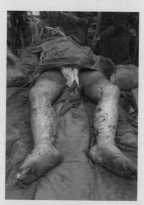

圖 1-6,嚴重燒傷(燒傷面積大於全身 80% 以上)的病患,需接受多次的清創、換藥、補皮等手術。

2. 半身麻醉

「半身麻醉」是技術相當成熟，且行之有年的另一種麻醉方式，然而其中「脊髓麻醉」較適合用在腹部以下的手術；「硬脊膜外麻醉」則是胸部、腹部、下半身的手術，都可使用。但隨著麻醉技術及藥物的進步，「全身麻醉」的風險比起過去已經降低許多，故現今胸部及上腹部的手術，幾乎都是使用全身麻醉，但硬膜外麻醉仍作為術後止痛之用。

目前，半身麻醉常用在泌尿科、骨科手術，還有婦產科的剖腹產與「減痛分娩」上。除此之外，更可延伸應用在包括胸腔科手術、腹部、下半身手術的「術後止痛」上，效果卓越。嚴格說來，半身麻醉是相當安全的麻醉方式，大家實在不需因為坊間傳聞而感到恐懼。合適的麻醉方法必須兼顧安全、外科手術方式、病人的健康狀況和意願，建議病患可在手術前跟麻醉醫師討論，選擇合適的麻醉方式。至於半身麻醉又可分為「脊髓」及「硬膜外腔」兩種。

（1）脊髓麻醉（Spinal Anesthesia）

用細小「脊髓麻醉專用針（常用針有 22 ～ 27G，號碼越大，表示越細，為避免脊髓麻醉後頭痛（PDPH），最常使用 26G 的細針，其造成脊髓麻醉後頭痛機率小於 2%）」，在脊椎內的蜘蛛膜下，注入局部麻醉劑，以達到阻斷「脊髓神經」的作用（圖 1-7）。這裡的「阻斷」，包含感覺、運動以及交感神經的阻斷，以達到手術止痛的目的。

脊髓麻醉的適用對象，一般是以「位置在肚臍以下的下腹部手術」為主。這是因為手術位置若超過肚臍以上，可能會因為「高位脊髓麻醉」導致交感及運動神經的阻斷，引起病人的血壓下降、呼吸困難甚至發生休克。除了手術位置外，「時間不超過 2 ～ 3 小時」的手術，相對比較適合採行脊髓麻醉。

（2）硬膜外麻醉（Epidural Anesthesia）

用「硬膜外專用針（比脊髓麻醉專用粗針─18G）」，在硬膜外腔位置注入局部麻醉劑（圖1-8），藉以直接阻斷負責「感覺」功能的「後脊髓根神經」，以達到手術止痛的目的。

由於這種方法對於負責「運動」功能的「前脊髓根交感神經」阻斷影響較小，得以保留病人的運動功能與血壓穩定性，故而常用於「無痛分娩」的進行，期許能在不影響產程的原則下，同時達到止痛的效果。此外，硬膜外麻醉還有許多優點，首先，它可用於長時間術後止痛之用（甚至可維持3天）。其次，由於「止痛部位」與「硬膜外導管放置的位置」有關，故而更能藉此達到「分節止痛」的效果（常用於慢性腰部疼痛及癌症疼痛，請見第六章）。

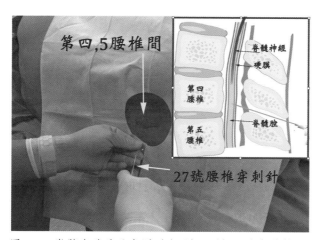

圖1-7，脊髓麻醉及示意圖（右下）。用27號脊髓針，穿過第4、5腰椎間的間隙，再進到脊髓腔。所以，並非直接打在「龍骨」上。

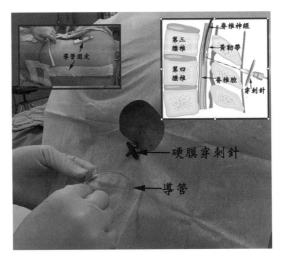

圖 1-8，硬膜外（epidural）麻醉注射針頭的位置，導管放置及固定示意圖（右上及左上）。

　　舉例來說，如果將導管放置在「下胸椎」硬膜外腔位置，就可適用於上腹部手術，像是胃切除手術後的止痛；假如將導管置於上胸椎部位，就可用於開胸、開肺手術的術後止痛。就技術性而言，「硬膜外麻醉」會比「脊髓麻醉」困難，但因為脊髓半身麻醉，是將針直接注入脊髓腔，而早期使用較大號針頭，故可能產生脊髓液外漏，造成病人站起來會頭痛，所以麻醉後要平躺 8 小時。但現在脊髓麻醉注射針，都是非常小號的針（如 27 號），造成脊髓液外漏機會較少，病人術後頭痛的機率也逐漸降低。

　　至於硬膜外麻醉則是用針，將麻醉藥注射到硬膜外腔，沒有腦脊髓液外漏情形發生，自然不會出現頭痛的副作用。但如果不慎打到脊髓腔內，造成所謂硬膜穿破（Dura Puncture），也可能會造成脊髓液外漏，產生嚴重的頭痛（PDPH）。尤其硬脊膜針較脊髓麻醉針粗，所以容易

引發頭痛。Bupivacaine 是一種長效局部麻醉劑，常用於硬膜外麻醉，像是無痛分娩或其他骨科手術中。由於硬膜外有豐富的血管叢，特別是一旦血管破傷，Bupivacaine 也會由血管吸收並產生全身毒性。所以，一般麻醉醫師在進行「硬膜外麻醉」時，會先以短效的 Lidocaine，配以小量 Epinephrine 來做測試。一旦出現血管破傷，由於 Epinephrine 很快就會引起病人的血壓增高、心律變快等現象，方便麻醉醫師在第一時間發現異狀，可以作為預防「局部麻醉劑因不小心經血管吸收，產生全身毒性反應」的結果。

看到這裡，讀者心裡也許會生出疑問：「既然全身麻醉有其缺點，那半身麻醉有沒有不宜施行的禁忌呢？」其實答案是「有的」，一般來說，「背部皮膚注射處有感染」、「有全身性敗血症」、「有動過脊椎手術」、「有凝血功能障礙」、「有腦及脊椎病變」，或是「曾有精神異常」，甚至是「病患心有恐懼」，無法配合合作、拒絕半身麻醉的病人，可能都不適合進行半身麻醉。

不過要補充提醒讀者的是，若適合採用半身麻醉，卻因心生恐懼而只願接受全身麻醉的病患，健保可是不給付全身麻醉的費用喔！

3. 區域麻醉（神經阻斷的麻醉）

「區域麻醉」是將麻醉藥物，直接注射在支配開刀位置附近的神經叢。舉例來說，如要進行單邊的上肢手術，麻醉醫師可將麻醉藥物，注射到病患的頸部側面、腋下，或手肘附近的神經叢。這種區域麻醉的優點是：只要單獨進行一個手術需要的肢體（區域）就好，醫師盡可讓病人保持完全清醒的狀態。

4. 局部麻醉

　　局部麻醉是在手術部位注射麻醉藥，阻斷感覺神經造成不痛。Cocaine 是第一個被使用的藥物，後來有 Procaine 出現，皆屬「酯類（Esters）」，其代謝產物易引起過敏反應。現在則以 Lidocaine（胺類，Amide）為主，相對不易引起過敏反應，算是最被廣泛使用的藥物。對於需要較長時間的手術，使用 Bupivacaine 更適合局部麻醉，被醫界認為是非常安全的選擇。但若過量（Overdose），還是會引起抽搐（Seizure）甚至心臟停止跳動，引發全身的毒性反應。

　　由於「局部麻醉」是將麻醉藥物，直接注射到需要進行手術的部位，且由於不斷、連續追加的麻醉劑量，很可能造成病患發生藥物中毒甚至休克，所以它所適用的對象必須是「面積不能太大」，且「時間也不能太長」的手術。例如之前有某位住在宜蘭的陳姓女子，到鎮上某家醫美診所進行腋下「除汗手術」。不料進行局部麻醉時，陳女突然全身抽搐並陷入休克，雖然緊急送往大醫院急救，但仍然意識不清，昏迷指數只有最低分的「3 分」。這就是因為除汗手術的面積過大，醫師用「局部麻醉」來進行長時間手術，在連續追加的麻醉劑量之下，這才導致病患藥物中毒甚至休克。

　　看到這裡，對於不熟悉麻醉專業的讀者而言，面對這麼多的麻醉方式，一定覺得「無所適從」，難以選擇。以我為例，最常被病人問到的問題，就是「全身麻醉好，還是半身麻醉好？」

　　如果硬要從兩者進行優、缺點分析與比較，我的看法是：全身麻醉的作用快速，恢復也快。但病人在全身麻醉之下，沒有任何意識，麻醉風險自然較高。一般來說，可用於長時間手術，或是全身任何部位的手術。但病人必須要接受插管，所以就有病人因為擔心插管的安全性，

反而排斥全身麻醉。至於半身脊髓麻醉，顧名思義就是只能做下半身手術之用，在手術過程中，病人的意識清醒，相對的麻醉風險也會較低。只不過，有些病人擔心半身麻醉必須在龍骨上打針，而且手術過程中會保持完全清醒，看到醫師在自己身上動刀，心裡總是會恐懼……（例如在 2018 年時，就有一位英國女子控訴 Yeovil 醫院，因為為其進行脊髓麻醉而產生手術中恐懼），所以會排斥半身麻醉。

容我以一個闌尾（俗稱「盲腸」）手術做總結：這一般施以半身麻醉就可達到良好的手術目的，但如選擇腹腔鏡手術，或合併有盲腸破裂、化膿，或是造成腹膜炎、手術易造成出血，或已傷及附近的腸子，為了手術上的需要，麻醉醫師則會建議選擇全身麻醉方式。

最後，我想在這裡告訴讀者的是：麻醉醫師一定會替動手術的病人，選擇順應不同的手術，以及手術部位、手術複雜度與時間，設計具備「個別化」的麻醉方式；畢竟同樣一種手術，並非只有一種麻醉方式可供選擇。麻醉方式的選擇，主要仍以「病人安全」為第一考量。再說了，合乎手術需要才是必須，相信並聽從專業建議，永遠都是最理想的互動模式。

麻醉 $5_4{}^3$

半身麻醉也需要禁食 8 小時？

是的，半身麻醉前也需要禁食 8 小時。這是因為考量手術需要，萬一手術時間超過半身麻醉時間，就必需改用全身麻醉。為了避免造成吸入性肺炎，依舊需要維持「禁食 8 小時」的規定。

Chapter 2

手術前：制定麻醉計畫

麻醉醫師在術前照會訪視，是手術病患安全評估的重要環節，此時，除了解說麻醉流程、麻醉相關問題、術後疼痛治療、確立麻醉計畫、完成麻醉說明同意書以外，如何讓病患或家屬充分了解整個過程，減輕病患焦慮，確保麻醉的安全，更是麻醉醫師訪視病患的重要目的。

手術病人最重要的守護者——
麻醉照護團隊（Anesthesia Care Team）

麻醉專科醫師雖是外科手術的守護神，但是，一個手術麻醉的成功與否，
必須藉醫療團隊的合作及病人的配合。因此，對於手術病患或家屬來說，
在手術前，「適當了解手術及麻醉相關問題」，是相當重要的。尤其是
該次手術的麻醉照護團隊，更是重中之重的成功關鍵所在。

　　一般人在動手術之前，首先一定會知道動刀的外科醫師是誰？但
是，真正為手術病人安全進行守護的，不是只有主刀的外科醫師，還有
一整個團隊在默默地為手術貢獻心力。這一大群團隊之中，包括總醫
師、住院醫師、外科專科護理師、刷手護理師、技術員等醫療人員，大
家齊心協力，幫助病患的手術順利進行與恢復。

　　除了與手術相關的專業醫療人員外，當一位病人全身麻醉之際，
也需要一整個麻醉照護團隊來執行。這裡面包括了麻醉專科醫師、麻醉
專科護理師（一至二位，視手術大小和複雜度來決定）、住院醫師或是
其他技術員。若還要達到所謂的「安全麻醉」標準，更必須搭配專門的
醫療人員進行感染控制，以防感染發生（如結核病、愛滋病及新冠肺
炎）；此外，還有專門負責麻醉機以及儀器功能安全維護的醫師，避免
手術中的機器功能發生障礙（Dysfunction）；有麻醉藥物的管理和準備，
以避免用錯麻醉藥；還有麻醉中各種資料的監控及登錄等。以上等等只
有一整個團隊的合作，才能確保手術過程中麻醉的安全。

在這麼多的專業醫療人員中，我想先將焦點放在民眾會直接接觸的對象―麻醉專科醫師與麻醉專科護理師身上。然而當你要動手術，並且需要進行麻醉時，你是否知道自己的麻醉醫師是誰？事實上，知道幫自己麻醉的是專科醫師，還是麻醉護理師？這不僅是你的權利，更是你的麻醉安全保障。

為了病人安全，手術前須做好萬全準備

說到麻醉安全，首先就要從麻醉前的準備開始談。以下就是一位稱職的麻醉專科醫師，必需做好的麻醉前準備：

（1）各種麻醉設備

「工欲善其事，必先利其器」，所以各類麻醉機及監測儀器都必須要有定期的維護及保養。除了要保存相關保養、維護記錄外，也要有定期汰舊換新的計畫。麻醉醫師在每次麻醉前，都要先確認麻醉機，及各項監測儀器的功能是否運作正常？例如呼吸機迴路的檢查是否通暢？各項監測儀器功能及警告信號，是否能正常運作？

此外，插管前的準備工作還包括：喉頭鏡光源及燈泡亮度是否足夠？氣管內管的選擇大小是否適當？（還要另外備用大一號，或小一號管徑的氣管內管，以備急需之用），吸引器及抽痰機的吸力，是否足夠且隨時可用？其他急救設備，是否充份得宜？

以上說到的麻醉前基本準備，均適用於所有麻醉，包括半身及局部麻醉。有的病人以為，半身及局部麻醉的風險不高，好像準備工作不需要比照「全身麻醉」辦理，但這樣的想法是錯誤的。因為，麻醉機除了做為麻醉之用外，還是病人急救時的重要武器。記得美國紐約COVID-19爆發時，當病房內呼吸器不夠使用時，都是徵用手術室內的

麻醉機來當做呼吸器使用，由此可見一斑。

（2）有關麻醉藥的安全

每支空針抽取麻醉藥之後，空針管外壁上都要貼上藥物名稱（請見圖3-7），才能合乎用藥安全；所有空針用過一次就要丟棄，不可再重覆使用；由於小孩或嬰兒使用的麻醉藥劑量小，使用之前最好先用紙備註，準確記載使用的正確劑量，以免用藥過量。

1. 麻醉專科醫師

1970年時，美國成立 ACGME（Accreditation Council for Graduate Medical Education），此後，麻醉住院醫師開始有了正式的訓練課程。提供訓練的醫學院必須支付年薪10萬美元，做為學生的薪水（每月3,000元）及講師費用（教學津貼）。

甚至可以這麼說，假設沒有麻醉醫學，外科醫學的進展肯定會受到嚴重的阻礙，因為麻醉幾乎已是手術過程中不可分割的一環。大多數的手術都需要麻醉，而大家也多半認為，麻醉只不過就是「睡上一覺」而已。孰不知在整個手術中，有些過程非常複雜，手術時間也可能很長，而麻醉醫師則是唯一負責全程監控病人生命徵象的關鍵人物。也因此，完全應驗了「外科除病，麻醉保命」這句名言，我們無法否認，麻醉醫師的確是外科手術中，病人生命的重要保護神。

以日本為例，取得執照的醫師，可以稱自己是內科、外科、皮膚科等多種科別的醫師，但唯有麻醉科，必須通過厚生勞動省的特別資格審查。這是因為麻醉科是需要高度特殊技能與觀念的專門職業，因為他

事關病人的生命安全。而在國內，所謂的「麻醉專科醫師」是指有醫師資格，在衛福部指定的專科醫師訓練醫院、經過 4 年完整的麻醉住院輪訓（Rotation Training），並在完成指定的次專科麻醉數目之後，考取衛福部麻醉專科醫師執照的醫師，才能稱為「麻醉專科醫師」。而在取得麻醉專科醫師執照之後，如果再從事兩年的心臟血管麻醉（目前除了心臟血管麻醉之外，還有腦神經、小兒等麻醉次專科），並考取相關執照，就可以取得心臟胸腔暨血管麻醉專科醫師。

現代麻醉為了提升麻醉品質及安全，已經針對不同複雜程度的手術、不同病人的年齡，以及不同醫療照護領域，發展出「麻醉次專科」制度。也就是除了「一般麻醉」外，還設有「心血管及胸腔麻醉」、「神經麻醉」、「婦產麻醉」、「小兒麻醉」、「老人麻醉」、「疼痛治療」，以及「ICU 照護」等不同麻醉領域，大家各司其職、分擔風險，才能提供不同病患更專業化的麻醉服務及安全。以下則是我為大家整理出來的麻醉專科醫師的職責內容，供各位讀者參考（資料來源：台灣麻醉醫學會、醫院評鑑 2.6 章「麻醉與手術」）。

- 負責手術前病人的諮詢、會診和風險評估，藉以確定麻醉計畫。
- 提供手術前、中及術後疼痛的舒解。
- 在手術中，持續監測病人的生命重要特徵，處理突發狀況並備妥完整記錄。
- 領導、管理麻醉照護工作，指導住院醫師及麻醉專科護理師，共同為病患的麻醉成功，進行團隊的合作，確保病人安全。
- 施行各種手術的專科麻醉，提供全身、鎮靜、區域及局部麻醉，並且記錄麻醉用藥及病人情況。
- 術後繼續監測病人的恢復狀況，待確認病人狀況穩定後，再轉

回一般病房。

- 支援急救、重症加護照護，以及急診手術麻醉與插管工作。
- 教學研究和人材培育。
- 支援全院疼痛照護。

2. 麻醉專科護理師

自 1980 年後，美國的 American Associateion of Nurse Anesthetists 機構就已規定，美國的麻醉護士（Nurse Anesthetist）必須是念完 4 年護理大學畢業，再念 2 年碩士，以及取得 1 年的臨床經驗才算完整。此外，還要參加 2 年的 Program，並且參加國家考試，獲得國家執照之後（CRNA），才能開始執行麻醉（各州規定不同）。

在台灣，由於長期以來，麻醉護理師都是由各醫院自行培訓，再取得該醫院頒發的訓練證書，因此，水準容易參差不齊。為了確保麻醉護理師的專業能力並獲得正名，讓訓練標準化，同時更藉此清楚明訂麻醉護理師的醫療業務範圍，衛福部從 2020 年 12 月開始，比照內、外專科護理師的模式，舉辦國內首次的麻醉專科護理師考試。只要是年資超過 4 年，其中有 2 年麻醉護理工作經驗的護理師，都可以報考麻醉專科護理師的考試。

考試通過後，護理師會取得由政府頒發的「麻醉專科護理師證照」。但是，麻醉專科護理師的工作，還是必須在麻醉專科醫師的指導、監督下，以「協助醫師」的角度，從事麻醉前的準備，依照醫囑給藥，協助監控病人生理數值，以及麻醉過程中的麻醉記錄等。

最後提醒大家，麻醉專科醫師是衛福部部定專科醫師之一，需經過 4 年以上的專科訓練，並通過學會專科醫師考試，才可取得國家授與

的專科執照。然而，手術與麻醉皆有一定風險，大家求診時應仔細了解
醫療院所是否具備合格人員與設備，才能確保自己手術與麻醉的安全。

麻醉 54_4^3

哪些因素，會增加手術時的麻醉風險？

1. 年齡因素（太小或太老）。
2. 手術時間及複雜度。
3. 手術合併症。
4. 手術環境。
5. 預期患者術後，必須在加護病房（ICU）進行治療。

2-2 術前麻醉訪視的重點——病人的心理建設

麻醉專科醫師在手術前訪視病人，雖只有幾分鐘的時間，卻是給予病人「安全感和信任感」的重要來源！而這個令人安心的第一印象，就源自於手術前的麻醉訪視及評估，這對病人與醫師來說，都是非常重要的一環。

　　相信每位病患在動手術之前，不論病因是什麼，由於對環境的陌生，再加上對手術相關的種種充滿未知（例如腫瘤開刀後是良性或惡性？手術是否順利？），精神上都會非常沮喪和恐懼。

　　不論病患的社會地位高低，在被推進手術室前，身愛之物，諸如心愛的手錶、含有紀念的項鍊、眼鏡、假牙、戒指等，都不能帶（因金屬飾物及手機會干擾監視器的信號與電刀使用，會因為物品導電，而造成皮膚的受傷；至於隨身物品，可能會把細菌帶入手術室，影響手術室的無菌環境，造成傷口感染；且貴重物品還可能會遺失），只能穿著不見得合身的病患衣服，也不能化妝、塗口紅，之前花了時間做的美甲，也要全部消除（因為口紅及指甲油，會影響唇色及指甲色在「缺氧」與否上的判讀；且塗了指甲油及指甲彩繪之後，就無法順利偵測病人的血氧飽和濃度），還要在病人開刀部位如四肢或身體的皮膚上，用一種不退色的鉛筆，劃上一個不是很美的手術部位記號，以免醫生開錯刀……。

　　當手術病人被送到手術室門口，接手的護理師會立刻詢問病人的名字？開什麼刀？……等問題。進入手術室之後，病人會被重複詢問同樣的問題。而為了怕將病人推錯手術房，上手術台之前，護理師會再「Double Check」一次，詢問相同的問題。甚至在上麻醉之前，麻醉專科醫師也會重複同樣的問題。

　　也許病人會覺得很不耐煩：「同樣一個問題，問了三、四遍，煩不煩啊？」然而，以上的做法，無非就是為了替整個手術的安全進行嚴格把關。雖說每個手術都經過多道關卡的仔細詢問及查核，但可惜的是：依舊有許多「開錯刀」的醫療糾紛一再發生。所以，我在此要特別呼籲動手術的病人，一定要對於醫護人員再三確認「核對」身分的行為保持耐心且正確回答，方可確保自己的手術安全。

　　先想像這樣一個手術室裡的場景：病人在一個白色牆壁的密閉空間裡，躺在一個又冰冷，又硬的手術台，頭上照著強烈又刺眼白光的手術燈，身邊沒有一個認識的親友。眼睛看到的是冷冰冰的儀器、耳朵聽到的是儀器發出的刺耳機器聲音。穿著手術衣、戴著口罩與護目鏡，完全看不到任何眼神與表情的醫護人員，全都在忙著自己的工作。因為時間就是金錢，一切都要非常有效率，這時，不會有人會跟病人噓寒問暖。若屬於平日就容易緊張的病人，這時肯定更加緊張，甚至有人會一直想尿尿……。所有在場的醫護人員中，唯一最靠近病人的，就是幫忙上麻醉，把病人安全帶入麻醉世界的醫師。正當病人舉目無親、無依無靠的時候，麻醉醫師任何一句關心的話，都會給病人帶來莫大的安全感。

　　但是，麻醉醫師給予病人的安全感與信任感，其實還可以早於手術之前便建立。也就是說，「手術前訪視」對病人來說，也是極為重要的心理建設。這部分若做得好，不但能夠減少病人的恐懼，更能增加病

人的安全感。就算只有幾分鐘的訪視，若能藉此傳給病人一個好的第一印象，也是手術麻醉成功的開始。

當然，有些麻醉醫師還會選擇在手術前，對於極度焦慮的病人給藥。而這種手術麻醉前給藥的主要目的，是為了使病人保持鎮靜，減少焦慮及心理壓力。其次，還可減少口腔內及氣管內的分泌物，抑制自主神經的過度反射，強化麻醉藥的作用，有助於麻醉進行。

而根據我個人的經驗，最重要的關鍵還是增加病人對外科醫師及麻醉醫師的「信心」，這才是解決病患術前焦慮最好的方法。

麻醉 54^3

如何紓解病人對手術及麻醉的焦慮、不安？

大部分的外科手術病人都有手術前焦慮，其原因主要來自「壓力」。對於未知變數的恐懼，擔心手術進行是否順利等等，讓病人在手術前，徹夜難眠！

有些病人甚至排斥麻醉，特別是長期藥物濫用者（酗酒、嗎啡藥或其他興奮、安眠藥劑），因為他們擔心要使用大量的麻醉藥物才能入睡。當然減少手術麻醉前的焦慮，包括安排衛教、適當的運動、閱讀、放鬆課程，如聽音樂、看電影，都有助於減少病患的焦慮。

2-3 麻醉前的風險評估

根據「精準麻醉」的內涵—依照每一位病患，量身定做一套適合個人的「麻醉方式」及「麻醉用藥」。

除了非常緊急的手術，病人在進行手術之前，都會由手術中麻醉的醫師，預先進行「麻醉前評估（Pre-anesthesia Evaluation）」工作。而麻醉前評估的主要目的，就是評估病患的身體狀況，還有其他還沒有發現的醫療問題，發掘可能會增加手術麻醉的危險因素，找出適當的解決方法。

除此之外，麻醉前評估還必須同時確定麻醉安全計畫、選擇適當的麻醉方式及麻醉藥物，確認手術麻醉中的安全。麻醉醫師所使用的方法，包括了病人病歷的研讀、各項內科檢查以及實驗室資料的判讀。根據 2008 年「美國麻醉醫師學會（ASA）」所公佈的標準，麻醉前評估必須包括以下項目：

（1）身體檢查

身體活動異常（特別頸部）與否？是否有假牙及鬆動的牙齒，或是明顯的皮膚感染？

（2）Airway：困難插管的評估（必須使用 L-E-M-O-N 評分）

理論上，「肥胖（BMI ≧ 30）」是重要的「困難插管」危險因子。一般麻醉醫師在麻醉評估中，會使用「L-E-M-O-N 評分」，以評估呼吸道及預測困難插管。評估方式大致為以下幾大重點：

- L—Look：觀察嘴部外表有無疤痕、腫瘤、發炎、大舌頭，或嘴巴無法張大？
- E—Evaluate：進行「3-3-2 規則」的評估，也就是「3」—指嘴巴張開有無 3 指寬度？「3」—指下巴前緣到舌骨距離，是否達到 3 指寬度？「2」—指舌骨至甲狀軟骨距離，有無 2 指寬度？
- M—Mallampati Score（圖 2-1）：病患嘴巴張到最大、吐舌頭並發聲，由麻醉醫師觀察病人的懸雍垂（Uvula），並且依照可以看到的懸雍垂範圍，進行以下數字的分級評估（表 2-1）。如果得出的評估數字是 3 或 4，則屬於困難插管對象。
- O—Obstruction：是否有呼吸道堵塞的現象？
- N—Neck：頸部活動是否受限，會影響插管嗎？

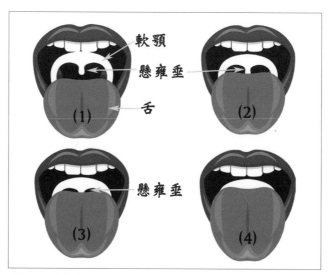

圖 2-1，改良式 Mallampati 分級（如表 2-1 說明，3 及 4 分，就代表是「困難插管」病患）。

表 2-1 Mallampati Score 分級評估

評估數字	範圍程度
1	能完全看到懸雍垂
2	看到一半懸雍垂
3	看到 1 ／ 3 懸雍垂
4	完全看不到懸雍垂

　　此外，也可藉由喉頭鏡觀察 Cormack 的分級評估（圖 2-2）來進行。其中，第一級是指「完全看得清楚聲帶及會厭」；第二級是指「可看見部分的聲帶」；第三級是「只看見會厭，但看不到聲帶」；第四級是「整個聲門都看不見」。而「困難插管」就是指：病人屬於第三級及第四級的病人。

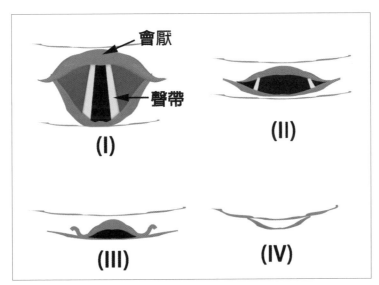

圖 2-2，Cormack 在喉頭鏡下的分類。

（3）術前血紅素的數據、估計術中可能容許的失血量，以便做為備血之用。

（4）病史

包括過敏史及心臟、血壓、糖尿病、腎臟疾病、睡眠呼吸中止症、甲狀腺功能疾病、氣喘、有無出血等問題，女性手術病患要確認有無懷孕？簡單來說，有以下幾種情形或病史者，最容易增加麻醉的風險：

- 有麻醉藥物過敏史。
- 糖尿病。
- 有心臟病史（心絞痛或心臟衰竭）。
- 有高血壓腎臟病。
- 氣喘或慢性呼吸道阻塞症（COPD）。
- 肥胖。
- 睡眠呼吸中止症。
- 曾中風過[1]。
- 有抽搐或其他神經疾病。
- 酗酒或長期抽煙。

承上所言，飲酒是現今社會上十分普遍的行為，但是因為酒精濫用而致病（例如酒精性肝炎）的情形，近幾年也開始有逐漸增加的趨勢，甚至連年輕人也不例外。至於一般人好奇的「酒量好的人，是否不

---

1. 以下因素會增加麻醉中或之後，產生中風（Stroke）的危險性：其中包括（1）年老患者、（2）血管硬化的患者、（3）有中風病史、（4）曾動過頭部手術、（5）曾動過心臟手術、（6）潛在性腦血管瘤或腦血管異常。

易麻醉」的問題，我的答案是「肯定的」，這是因為對長期酗酒者而言，酒精與麻醉藥所作用的位置相同所導致。

簡單來說，酒精作用於 γ-氨基丁酸（GABA$_A$）受體的 α 亞基上，才會引起酒醉之後的神智不清。由於麻醉藥作用（α、β 間的 γ-氨基丁酸）的位置相同，所以，當酒精搶先「佔據」並「結合」GABA$_A$ 受體之後，後面的麻醉藥，就很難跟 GABA$_A$ 受體結合，並產生麻醉的效果。然而，長期酗酒對於動手術的病患來說，還不只是「不易麻醉」的問題，後續更會產生較大的麻醉風險。這是因為酒精會加速身體代謝及排泄，所以需要使用較高麻醉劑量。加上酒精與全身麻醉劑產生交互作用，造成交叉耐受性（Cross Tolerances），而當中增加的麻醉劑量，就有可能導致心血管的風險。

但有趣的是，剛喝完酒就動手術的人，由於這個時候血液中的酒精濃度高，且神智不清、已達到部分麻醉的效果，所以，疼痛的反應也會減少。這也是為什麼會有古時候的「關公刮骨療傷」故事、死刑前喝烈酒，還有醉酒後發生交通事故時，就算骨折也不會感到疼痛等例子出現的原因。因為酒精可以具有一定的麻醉效果，的確能夠減少知覺及疼痛。

（5）檢視各項檢查（心電圖、心臟超音波、肺功能）的異常報告，以及實驗室檢查資料（血型、凝血因子、血紅素值、肝、腎功能）。

（6）病人用藥史，以及術前慢性病藥的使用原則、過去的手術或麻醉史或過敏史。

（7）發現有潛在性或未被發現的危險因子，可能會影響手術或麻醉的安全，因此而擬定可能改善的方法。

（8）ASA 危險等級的評估及解釋，並加強高風險病人的術前準備。

（9）常規手術麻醉前的要求（開刀前 8 小時開始禁食）。但 6 個月以下的小嬰兒，可容許手術前 6 小時喝配方奶、4 小時前喝母奶、3 小時前喝清水。

（10）與病患及家屬「共同討論（Shared Decision Making）」麻醉計畫，並由病患簽訂麻醉、輸血、自費項目等同意書。

ASA 危險等級的評估 vs. 高風險的麻醉病患

簡單來說，「麻醉風險等級」代表病患在麻醉前的疾病嚴重程度。所以，美國麻醉醫師學會（簡稱 ASA）便依照病人的病情及生理狀況，將麻醉風險分成六級（表 2-2），且依不同等級的風險，精算出相對應的死亡率。

值得一提的是，ASA 的麻醉風險等級分類，是以「非急診手術」的「常規手術」為準。假設病人進行的是急診手術，其麻醉風險就會比常規手術再高上好幾倍。特別是第三級（ASA III）的患者，如果是接受緊急上腹部手術，其危險性會高達 45%。此外，麻醉風險雖與病人疾病相關（靜態原因），但與病人本身的「運動強度」也密不可分。附帶一提，運動強度與病人的運動功能與心血管疾病，兩者間也息息相關。

表 2-2 ASA 麻醉風險等級表

級數	狀況	非預期死亡率
第一級（ASA 1）	1. 正常的健康病人。 2. 正常健康、無抽煙且有正常運動習慣的健康病人，BMI<30。	0 ～ 0.3%
第二級（ASA 2）	有輕微的全身性疾病（例如高血壓、糖尿病、呼吸道疾病，但藥物控制良好），但沒有器官功能障礙的病人，30<BMI<35。	0.3 ～ 1.4%
第三級（ASA 3）	有中等至重度的系統疾病（例如高血壓、糖尿病、呼吸道疾病、肥胖症、慢性腎衰竭、有心絞痛，但沒有良好藥物控制），且已造成部份器官功能障礙的病人。	1.8 ～ 4.5%
第四級（ASA 4）	有嚴重程度的全身系統疾病、已造成生命危險（例如有不穩定性心絞痛、慢性呼吸道阻塞症 COPD、心肌梗塞 MI、丙酮酸中毒糖尿病 Ketoacidosis DM、中風 Stroke）且器官無法功能運作的病人。	7.8 ～ 25.9%
第五級（ASA 5）	有潛在危險狀況，不管有沒有動手術，預期在 24 小時內可能會死亡的病人。	9.4 ～ 57.8%
第六級（ASA 6）	即將捐贈器官的腦死病人。	100%

2007 年，美國心臟學會（American Heart Association，AHA）首度將病患的心肺功能，依運動強度來代表，並以「代謝當量（MET，

Metabolic Equivalents）」做為「身體活動功能」的分級（表 2-3）。

其中，「1 個 MET」代表病人在靜止狀態的氧耗量，是每公斤體重、每分鐘 3.5 毫升。當 MET 大於 10 時表示，受測者運動時的氧耗量，是其處於安靜狀態時的 10 倍以上。一般來說，「大於 10METs」表示「心肺功能好」，「4 ～ 7METs」表示「中等度心肺功能」，而 4 以下表示「心肺功能極差」。

根據實驗數據顯示，病人日常生活若每增加 1 個 MET，就可降低 9% 的死亡風險。所以，對於長期臥床或缺乏運動的病患來說，其心血管功能具高風險（靜止不活動是「 1 個 MET」）。

表 2-3 不同日常活動的代謝當量

活動項目	MET
坐著看電影	1.3
走路（平地步行）	3.5
走路（競走）	6.5
跑步（慢跑）	7
爬樓梯（慢走）	6 ～ 7
爬樓梯（快走）	8.8
游泳	5.5
登山	6.3

說明：1 個 MET 代表「每公斤體重，每分鐘消耗 3.5ml 的氧氣（靜止狀態）」

除了用「代謝當量」代表運動強度的心肺功能外，另一種「6-minute-walking Test（走路 6 分鐘）」，則是另一種代表運動強度（心肺儲存功能）的方法。它一共分為四級（表 2-4）。一般來說，「三級以下」就表示心肺功能不佳。

整體來說，麻醉醫師所謂的「麻醉高風險病人」是指：ASA 分級在 2 以上、MET<4（爬樓梯無法達到 3 樓），或是 6 分鐘走路距離小於 375 公尺的病人。

最後與大家是分享另一個心得：常有病人問我，他是否需要自費做「麻醉藥過敏測試」？這是真有必要的評估嗎？

根據我個人的經驗，麻醉藥過敏發生機率非常低（實際上，手術麻醉中所使用的抗生素，其過敏發生機率，反倒比麻醉藥本身高），除非家族中有人發生麻醉藥過敏情形，或過去手術麻醉時，曾發生疑似過敏現象，我才會建議民眾考慮接受過敏藥測試，否則，並不需事前做此檢測。因為，一般有對抗生素過敏的人，病歷上都會有記載，每位醫師會因此改用其他類抗生素代替，就連麻醉藥也是如此。

表 2-4 走路 6 分鐘分級法

級數	行走距離（公尺）
第 1 級	小於 300
第 2 級	300 ～ 375
第 3 級	375 ～ 450
第 4 級	大於 450

確立麻醉計畫

　　麻醉專科醫師在進行手術前麻醉訪視時，其中有一個很重要的工作就是確立「麻醉計畫」（圖2-3）。一般麻醉計畫書包括「一般計畫」、「手術中的麻醉處理」，以及「手術後的處理」三大重點。以下，我就依序向讀者介紹其中的重點內容。當然，這份資料是由麻醉專科醫師的角度撰寫，有非常多的麻醉醫學專業在其中。

1. 一般計畫

- ASA 的評量，風險的評估。
- 全身或半身麻醉的選擇（通常，使用抗凝血劑者，腰椎曾接受手術者，或是背部有皮膚感染的病人，都不適合進行半身麻醉）。

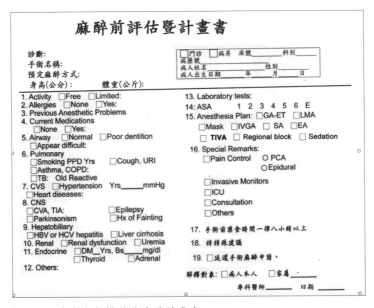

圖 2-3，作者自行設計的麻醉計畫表。

- 呼吸道的處理（麻醉前困難插管的評估，可使用 L-E-M-O-N 評分）。
- 麻醉誘導的選擇。「麻醉誘導」是從病人清醒時，一直到到麻醉的這個過程。如果手術病人年紀太小，一般建議在進行麻醉誘導時，可有家長在旁陪伴，以減輕小孩驚慌的情緒。
- 麻醉維持的方法（例如吸入麻醉、靜脈麻醉、平衡麻醉，或是標靶全靜脈輸注法麻醉）。
- 神經肌肉阻斷劑的使用，以及拮抗藥的選擇。
- 術後止痛的控制。

2. 手術中麻醉的處理

- 監視器的使用：是否需要預先準備特殊功能的監測儀器？
- 手術體位：會採取平躺、側身或俯臥（容易產生壓瘡）、半坐（容易造成腦內空氣栓塞）姿勢？
- 水份及電解質的補充，以及輸血的處理。
- 其他特別技術的考量（例如如果預期術中會大量出血，是否要使用自體血液回收系統，或是低血壓麻醉）。

3. 手術後的處理

- 疼痛控制（例如建議使用 PCA）（請見第四章）。
- 術後嘔吐的治療（例如可以使用血清張力素拮抗劑，Serotonin Inhibitor）。
- 手術後呼吸處理（例如使用呼吸器）。
- 維持術後穩定血液動力（例如送入加護中心，進行短暫照護）。

　　如果病人因個人因素或宗教理由不能輸血，記得一定要及早跟麻醉醫師溝通、處理！雖然這樣的案例不常見，但我就曾經遇到過。像是

耶和華見證人（Jehovah's Witness）教派的信徒，就因為聖經「戒血」，一旦信徒輸過血，就上不了天堂……。所以，他們會以此理由拒絕輸血。此外，虔誠的佛教徒也曾有拒絕輸「葷食者血」的案例。不過，雖然「拒絕輸血」是病人自主權（日本法院曾經判定，病人具有拒絕輸血的權利），但國內也曾發生過一位耶和華見證人的信徒發生車禍但拒絕輸血，後來因此不幸死亡，最後該醫院還得提供賠償的案例，所以一定要事前確認。

總之，為了避免未來可能的法律訴訟，有這樣宗教信仰或個人因素，而無法輸血的病人，最好在麻醉醫師進行術前訪視時告知，或在麻醉同意書裡清楚載明。讓麻醉科醫師也能夠提前與病患一同商討，共同做好「不輸血」的其他替代準備，例如：

- 手術前如有貧血（血紅素小於 7-8gm / dl）時，則可以在手術前 3～4 天，接受紅血球生成因子（Erythropoietin，EPO）的注射，並且服用鐵劑以提高血紅素。
- 假如病人血紅素 >11gm / dl、血容比（Hct）>33 %，則可在手術前 4～5 週，採取「自體輸血法（Autologous Blood Transfusion，ABT）」的方式，先抽取 450 cc 的血儲存，等到手術時再輸回。
- 為防止術中大量流失血液，可以採用「自體血液回收系統（Cell Saver Technique）」，將流失血液再使用。
- 手術中可以使用「低血壓麻醉」，以減少出血的發生。

簽「手術前麻醉同意書」的重點

衛福部已於 2018 年 5 月 1 日使用「公版」，也就是新版的手術及麻醉同意書。同意書一式兩份，一份由醫療機構連同病歷保存，另一份

則由病人收執。同意書的主要精神在於根據《醫療法》規定，載明手術原因、方法或手術成功率及可能發生之併發症，由專科醫師「告知」病人原因並解釋後，病人再簽具同意書，始為有效的同意書。如醫師未事先告知，病人在毫不知情的情況下簽署同意書，日後便可能造成醫療糾紛（圖 2-4、圖 2-5）。

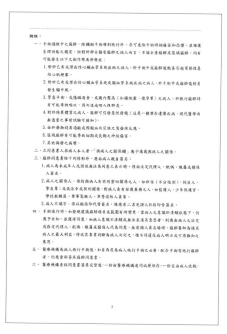

圖 2-4，麻醉同意書範本（正面）　　圖 2-5，麻醉同意書範本（背面）

圖 2-6，自費特殊藥品使用切結書

　　另外，所有自費項目及耗材費用，也都要由病人或家屬填寫「自費同意書」，並且在麻醉手術前完成（圖 2-6）。

健保 vs. 非健保，麻醉藥給付差異

　　目前，健保麻醉給付不論是以全身麻醉、半身麻醉或局部麻醉，幾乎都有給付（麻醉藥及耗材的健保給付，是內含在麻醉費中的）。但是由於醫療技術的持續進步，病人想要追求更好的醫療品質，有些新穎麻醉技術與相關費用，便得由病人自費負擔。

　　這些需要自費的項目，最常見的像是內視鏡檢查的無痛麻醉、美容手術的自費舒眠麻醉等。當然，像是自費無痛分娩、手術後自動控制止痛（PCA）、神經肌肉阻斷劑解藥 Sugammadex、新式止吐劑 Aloxi（第

二代 5-HTs 受體抑制劑，半衰期可長達 40 小時）等，也包括其中。

　　在麻醉監測儀方面，一般傳統的儀器費用健保都有給付，至於最先進的「麻醉深度監測儀（Entropy）」，健保只開放給重大手術（如開心、開腦等重大創傷手術、達文西手術）病患申請，如果是其他手術的病患要使用，就必須自費。至於健保完全不給付，病人必須全責自付的監視儀項目計有：

- BIS（腦波測定儀）：確認麻醉深度（除健保規定的手術外）。
- NMT（肌肉強度測定儀）：確認適量的神經肌肉劑使用。
- 腦血氧測定儀：確認大腦無缺氧情形。
- Entropy 麻醉深度測定儀（除健保規定的手術外）。

如何降低手術時的麻醉風險

不論手術大小，麻醉都有一定的風險，所以，如何降低麻醉風險，自然成為手術成功與否的重要關鍵。本章節將告訴讀者們，如何在手術進行前做好風險評估？畢竟麻醉風險每降低一分，安全便多加一分！

　　麻醉醫師會在手術前的麻醉訪視中，對病人的麻醉風險進行評估，並且將風險等級結果，告知病人及家屬。但如果你剛好是麻醉醫師認定的「麻醉高風險病人（ASA>2，MET<4）」，一般的處理方式是：除非緊急手術外，其餘常規性手術，醫師都會儘力安排其他檢查、會診他科，等狀況穩定後再進行。

　　這個時候，醫師會再進行更詳盡的檢查，藉以爭取較長的準備時間。檢查項目含心肺功能的檢查（心臟超音波、肺功能檢查），以及相關專科醫師的會診。一方面經由藥物的治療以改善病情，另一方面，則鼓勵病人適當的活動與肺功能自我訓練，以降低麻醉風險等級。

麻醉前─肺功能特別檢查

　　術前肺功能的檢查，是對高麻醉風險病患的一項重要的評估。簡單來說，肺功能檢查主要是用來評估及治療肺部疾病，並且做為選擇手術及麻醉方式的重要依據。既可提升麻醉中的安全，又能預防術後併發症。

在進行肺功能評估時，「肺量計」是最常用的工具，用以測量病人的「用力肺活量（Forced Vital Capacity，FVC）」，也就是病人在最大吸氣後，快速且儘可能吐完空氣的量。

一般成年男性的「正常最大吸氣量（FVC）是 4.75 ～ 5.5 公升，女性為 3.25 ～ 3.7 公升。至於成年男性「第一秒用力吐出的量（FVC_1）」是 3.5 ～ 4.5 公升，女性則為 2.5 ～ 3.25 升。

一般肺功能正常者，能夠在第一秒內，呼出 80％ 的 FVC（稱為 FEV_1）。所以，當 FEV_1 ／ FVC 小於 0.7 時，就表示病人有呼吸道阻塞的症狀；而當 FEV_1 ／ FVC 小於 0.5 時，就表示病人有嚴重的呼吸道阻塞疾病。

為什麼呼吸道阻塞，會影響麻醉時的安全？這是因為小支氣管的阻塞，會造成通氣不良、影響肺泡的氧氣，以及二氧化碳的氣體交換，使得動脈血中二氧化碳分壓增高、氧分壓降低，造成「呼吸性酸中毒」，情形嚴重的話，病人會產生缺氧現象，並增高麻醉的風險。因此，高麻醉危險病人在麻醉前，必須先進行肺功能的治療及改善。如果病患平日有服用支氣管擴張劑，也一定要繼續服用，切不可停用，以免增加麻醉時的風險。

假如是非得要動的緊急手術，麻醉醫師就要擬定更完善的麻醉計畫（計畫書中，有延遲手術麻醉的申請）。例如在麻醉中，藉由完善的監測系統來降低高麻醉風險病人的風險。一般來說，這些監測系統會使用到侵入性的動脈血管放置（做為持續動脈血壓的監測）、中央靜脈導管或 Swan-Ganz 導管的放置（持續監測中央靜脈壓或肺動脈壓〔楔壓〕，藉以做為體液水份或血量補充，或是使用血管收縮劑的參考），以便維持穩定的心肺功能。當然，手術後給予適當的疼痛控制，以及在加護中

心的妥善照護，也可加強高麻醉風險病患心肺功能的穩定性，進一步降低風險。有些醫院甚至會使用經食道心臟超音波，藉以監測病人心臟收縮的功能。

當然，降低高麻醉風險病人的風險，不只麻醉專科醫師及後續醫療團隊必需努力，病人本身也要盡力配合才行。以下幾項，就是身為病患的你，在麻醉前，可為自己做的一些準備：

- 接受手術及麻醉衛教。
- 接受「藥物繼續或停止服用」的建議。可以「繼續服用」的藥物包括：降血壓藥物及支氣管擴張劑；至於「必須停止服用」的藥物包括：中藥、含有 aspirin 的止痛發炎藥等 NSAIDs 藥物、Plavix（保栓通）、Warfarin（華法林）抗凝血藥物、降血糖藥物。
- 適當的運動和休息、減重。
- 利用肺量計做自我呼吸訓練。
- 戒菸、戒酒兩個月。
- 手術前 8 小時開始禁食。

手術麻醉前，自我呼吸訓練的重要性及方法

手術麻醉前的自我呼吸訓練，將有助於加強準備動手術病患的呼吸肌強度、改善肺部功能，以及增加肺活量和血中氧氣濃度。特別是對於準備進行肺部切除手術的病患來說，由於在麻醉中必須使用單肺呼吸的麻醉（One-lung Anesthesia），此舉可能會讓原本功能就不佳的肺部問題，更加雪上加霜 ......。

事實上，肺功能的好壞，不僅影響手術的成功與否，對於降低病患術後的死亡率，也有極大的幫助。這是因為在手術後，由於手術部位（特別是胸、心臟及上腹部手術）、麻醉過程（特別是長時間麻醉），

以及傷口疼痛或因使用鴉片類止痛劑等因素影響，恐怕會造成病患術後呼吸功能變差。一旦肺功能不佳，最後很容易造成所謂的「手術後肺併發症（Postoperative Pulmonary Complications，PPC）」，像是肺塌陷、肺擴張不全、支氣管痙攣、呼吸衰竭等，容易增加術後死亡率。所以，手術麻醉前的呼吸自我訓練，是可以降低術後肺部併發症的風險。特別是年紀大、肺功能不佳，或是進行胸部、心臟，以及上腹部手術等高危險群病人而言，術前的自我呼吸訓練就顯得至關重要。

利用肺量計的自主呼吸訓練，主要是訓練病人的深呼吸及咳嗽能力，有助於肺部的擴張、增加血氧循環，藉以預防併發症的產生。醫界目前習慣採用以下兩種協助病患「肺擴張」的自我呼吸的訓練方法：

（1）激勵型三球肺量計（Flow-oriented Incentive Spirometer）

它是利用緩慢且很深沉的吸氣，首先將計量器腔內一個球吸到頂（約 600 cc 的肺活量）；第二次時，再用力把第二個球（約 900 cc 的肺活量），以及第三個球（約 1,200 cc 的肺活量）吸到頂，且要能維持3 秒鐘的時間。接著放鬆後，再訓練咳嗽 2 ～ 3 次，如此重覆維持每次5 ～ 10 下的訓練（圖 2-7）。

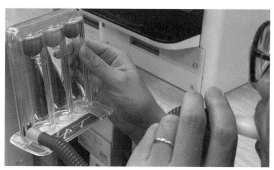

圖 2-7，激勵型三球肺計量計訓練法

（2）容量激勵型肺量計（Volume Oriented Incentive Spirometer）

這套訓練法的原理及方法與第一種十分雷同，利用緩慢的用力吸氣，以帶動計量器腔內的活塞，一直到達到最大的吸氣量刻度，並且維持三秒鐘的時間。再訓練咳嗽、重複訓練，每次可進行 5 ～ 10 下的訓練（圖 2-8）。

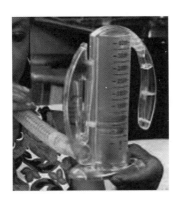

圖 2-8，容量激勵型三球肺計量計訓練法

此外，大家或許也很好奇，既然手術麻醉前有禁食及禁止喝水的規定，那麼，也會有禁止服用的藥物嗎？

1. 必須提前停用的藥物

手術前既然有禁止水份的攝取，那就有可能會影響藥物的服用。但更重要的是，有些慢性病患者長期服用的藥物，也會在麻醉安全性的考量下，提早停止服用。

· 預防腦中風或心臟血管疾病，而服用的抗凝血劑（華法林—Warfarin）、抗血小板藥物（保栓通—Plavix），或含有阿斯匹林（Aspirin）的止痛消炎藥物—NSAIDs（例如 COX-II、Arcoxia、Ibuprofen）藥物等，至少須停用 5 日，以避免手術中

流血增加。如果擔心不繼續服藥，可能會危害心臟及腦血管疾病，可以在術前一週，改用皮下注射短效抗凝血藥（Fragmin）代替，一直到手術當天才停止。

- 中草藥：主要是會降低血糖，以及具有抗凝血劑作用的中草藥，在手術前兩週就要停用。

- 會造成麻醉中，與神經肌肉阻斷劑產生拮抗作用，治療阿茲海默症的膽鹼脂酶抑制劑（Cholinesterase Inhibitors）。

- 因為具有抗膽鹼（Anticholinergics）作用，會與其他抗膽鹼藥物產生加乘作用的精神科抗憂鬱藥 TCA（Tricyclic Antidepressants）。還有與嗎啡類的止痛藥共用，會引起高血壓的 MAO Inhibitor 類藥物都要停用。

- 糖尿病藥：目的是為了避免麻醉手術中，病人因為血糖過低而發生危險。

- 骨質疏鬆藥—Raloxifene（Evista）：它是一種選擇性雌激素受體調節劑（Estrogen Receptor Modulator)），會增加血栓的危險性。

- 乳癌化療藥 Tamoxifen：因為會增加血栓的危險性。

- 口服避孕藥：因為會產生靜脈血栓，以及造成心肌梗塞或中風危險。

- 減肥藥、各種保健食品：可能會影響心血管正常功能，並且產生相關併發症。

- 男性性功能障礙藥物：例如威而鋼（Viagria）、樂威壯（Levitra）等藥物，會對心臟血管產生負向作用，造成病人低血壓。所以，至少要停藥三天。

2. 必須繼續服用的藥物

以下是為了麻醉安全，病人不能停止服用的藥物。

- 治療高血壓及心律不整的藥物：為了避免在手術麻醉中，會引起「反彈性」高血壓或心律不整，所以，醫囑必須長期使用的 Beta-blocker 藥物。至於治療陣發性心室上心搏過速（Paroxysmal Supraventricular Tachycardia）、心房撲動（Atrial Flutter, AF），或是治療心室纖維顫動（Af），具長效作用的 Amiodarone 及 Digoxin，都必須繼續服用。
- 至於 Statin 藥、降血脂藥也可繼續服用，可降低麻醉中心臟病發作的機會。

- 不論是口服或噴霧式類固醇類氣喘藥，因為可以減少手術期間氣喘的發作，也必須繼續服用。
- 可減少手術期痙攣發作的抗癲癇，或是抗痙攣藥物。
- 甲狀腺要長期服用的藥，對於功能亢進的病患可減少麻醉中甲狀腺風暴（Thyroid Storm）併發症，對於功能不足的病患，則可避免低血壓的發生，所以也必須持續服用。
- 抗帕金森藥物：因為突然停用，會讓病人轉回帕金森症的僵直、高熱等現象。

最後提醒一下，不能停止服用的藥物，必須在術前 2 小時內，用少量的白開水服用。

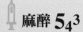

麻醉 54_3

麻醉手術前除了禁食，連水也不能喝？

　　手術前 8 小時禁食，完全是為了避免麻醉誘導時，造成胃內的胃酸及食物會吸入肺部，導致嚴重肺炎，影響手術麻醉的安全。但這個「術前禁食 8 小時」的規定，還會視病患的年齡大小而定。一般來說，手術前禁止水份的攝取，與禁食的時間不同，但仍有限制及例外。例如麻醉 4 小時之前，病患只能喝清水、非牛奶類的飲料或果汁。此外，假設是胃腸方面的手術，禁食的規定可能會超過 12 小時或更長。甚至為了安全起見，還會置放胃管，將胃內物抽空（但這類病人在手術前，需有靜脈輸液補充）。

　　也許讀者會心生疑問：手術前長時間的禁水，會不會影響身體脫水，或體內電解質不平衡嗎？事實上，在進行麻醉時，麻醉專科醫師會同時給予病患靜脈輸液補充，以維持水份電解質的平衡。病患大可把這樣的煩惱，交給麻醉專科醫師。

2-5 # 為求自保，病人也要主動出擊

建議病患手術前，務必要主動且充份告知醫師自己的身體狀況、疾病及用藥，家族病史、過敏史、懷孕、抽菸、喝酒。就連平日有無服用安眠藥，記得也要諮詢醫師，確定是否會影響手術時的麻醉效果？

凡事做好準備，正是確保安全無虞的關鍵！進行手術，恍若就是在鬼門前走一遭，當然更要慎重看待！

　　儘管在手術前，麻醉專科醫師會進行麻醉前訪視，詢問病人及家屬一些相關問題。但是，麻醉醫師平日工作量大，為了避免掛一漏萬，影響到手術麻醉的安全，我通常會建議病人及家屬，應該在麻醉醫師進行麻醉前訪視時「主動出擊」，主動詢問及告知麻醉醫師以下幾個重點：

1. 手術前與麻醉醫師的溝通

　　這是保障病患的權利，以及手術麻醉安全重要的一環，所以，建議病患一定要主動且充份告知身體狀況、疾病史及用藥，家族病史、過敏史、懷孕、抽菸、喝酒。例如自己若平日有服用安眠藥的習慣，記得要跟醫師徵詢，這是否會影響手術時的麻醉效果？

　　在此，我先說說自己的結論，我的答案是「會」。這是因為跟酒精相同，常用的一種安眠藥 Benzodiazepine，也同樣作用於 $GABA_A$ 感受體的 α、γ 亞基之間，並且與酒精的問題相同，同樣也容易導致和

麻醉藥加乘作用。特別需要注意的是，長期使用安眠藥可能產生依賴性（即抗藥性），將會加重麻藥的使用劑量，加上由於安眠藥本身對呼吸、血壓方面，有一定的抑制作用。假如合併使用麻醉藥時，恐會造成抑制呼吸、血管的加乘作用，導致在手術麻醉時，增加心肺併發症的發生率。

我想，這就是很多民眾的錯誤觀念，認為只有麻醉藥才具有「深度鎮靜」的作用。然而有些鎮靜或安眠藥物的作用常被低估，尤其是合併飲酒與麻醉藥使用，其實都會增加整體的麻醉作用。所以我想再三提醒大家，不管是否要進行手術麻醉，使用任何藥物時都應謹慎小心才是。

回到前題，唯有病患主動告知，麻醉醫師才能夠有效建立「麻醉計畫」。如果病患知道自己是高麻醉危險病人，最好及早詢問麻醉醫師，是否需要在手術中提供侵入性的監測（含動脈導管及中央靜脈導管的置放），及術後疼痛治療方式，以確保麻醉安全。

2. 告知身體狀態供醫師評估

手術麻醉前的評估包括牙齒、氣道外，還藉由各項生理、生化檢查，以確認心肺功能等狀態。當病人患有心臟疾病或呼吸道疾病，醫師必須知會專家會診及評估，讓家屬及病患知道麻醉風險，再次選擇並決定最安全的麻醉方式。例如在手術前感冒了，那麼手術是否該延後？而若依舊進行手術，未來又會有什麼風險？

我的建議是，一般感冒會有發燒、頭痛、咳嗽痛、流鼻涕等症狀，如果是沒法延遲的急診手術，感冒的病患可以選擇併發症最少的麻醉方

法。但若是一般常規手術，一旦發燒超過攝氏 38 度，並且出現咳嗽有痰，我則會建議病患，等感冒症狀緩解 1 ～ 2 週之後再進行手術。

理由很簡單，因為感冒容易引起呼吸道過敏反應、分泌物增加，造成肺擴張不全而引起肺炎。這些，都是增加手術風險的重要因素。況且在麻醉中，病患本身也容易引起喉頭或支氣管痙攣等風險。個人建議延後手術進行，降低風險為上。

3. 決策共享模式（Shared Decision Making）

根據「決策共享模式（Shared Decision Making）」的原則，病患有權利知道自己將接受何種麻醉方式及相關議題，也有權利拒絕提供的麻醉方法。所以，為了建立良好的麻醉醫、病、護互動關係，病人不需要等醫護告知，自己也可以主動詢問及了解。

此外，由於宗教信仰須有不同的麻醉計畫考量，像是回教徒不能使用鴉片類麻醉藥或止痛劑，耶和華見證人（Jehovah's Witness）教派信徒不能接受輸血等，病人一旦有這些禁忌與考量，一定要記得主動告訴麻醉醫師。

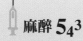

麻醉 $5_4{}^3$

長期喝咖啡，手術時的麻醉藥用量會比較多嗎？

　　咖啡具有提神、刺激中樞神經、心臟和呼吸系統的作用，適量飲用咖啡，確實有減輕疲勞、促進代謝的功效。只是讀者們大可安心，因為咖啡不像酒精或安眠藥那樣，會作用於神經元 $GABA_A$ 受體。所以並不會造成太多麻醉藥的用量。

　　再者，有些病患喜歡喝其他有「提神」作用的茶或可樂。其中，茶葉具有「茶鹼」成份，而可樂的主要成份為碳酸水、蔗糖及香料（自 1929 年起，可口可樂已不含古柯鹼成份。且現在市面上，已有無糖、無咖啡因的可樂），只有鎮靜，但無安眠效果。整體來説，不論是咖啡、茶或可樂，都不會對日後手術時的麻醉藥用量，產生任何影響。

Chapter 3

手術中：麻醉風險控管

對於許多動過手術的民眾來說，整個麻醉過程，不過就像是睡了一覺。醒來後，手術就結束了，完全感受不到麻醉過程中，有任何的風險存在。以下，介紹 5 種常見的麻醉致命併發症。

3-1 麻醉致命併發症之 ❶ ——用藥錯誤

根據我個人多年麻醉經驗，再加上國內、外的相關案例，可以幫助對麻醉風險「心生恐懼」的讀者，歸納出以下幾個手術中的麻醉風險（併發症），以便能提早預防，避免憾事發生。

　　事實上，不論手術大小，麻醉都一定有「不可預期」的風險。這是因為麻醉，並不是單純只讓病人「睡著」而已，麻醉藥及手術過程都會影響病人的呼吸、心跳、血壓及肌肉反應。再說了，每個病人對麻醉藥物的反應，以及手術的壓力（Stress）都不同，少數病人體質較特殊，可能會出現藥物過敏，或難以預期的併發症，例如我在之後會提到的「惡性高熱」等風險。

　　以上聽起來，也許會讓很多民眾更加害怕。但我認為，民眾也不必因此而過度恐慌。因為，只要在手術前，經過仔細的評估及準備；手術之中，也有麻醉醫師全程陪同、配有良好的生命徵象監測設備，再加上完整的急救設備及人員。那麼，可能的麻醉風險，都可得到化解並降到最低。

　　在提到麻醉中最致命的併發症「用藥錯誤」之前，我想先跟讀者們「講點古」，也就是介紹一下現在麻醉醫學中，所使用各種麻醉藥劑的發展及分類。目前手術病人進行麻醉時，所使用的麻醉藥劑大略分為兩大類，一是「吸入式」，另一種則是透過「靜脈注射」的麻醉藥。

1. 吸入麻醉劑

　　吸入性麻醉藥又稱為「揮發性麻醉藥」，是一種容易揮發的液體，它會先與一定比例的空氣與氧氣混合後，再吸入肺泡並擴散至血中。最後，則作用到中樞神經系統的神經元受體，進以產生麻醉效果。

　　說到吸入性麻醉劑，最知名的就是乙醚。其實早在 18 世紀時，乙醚只不過是供貴族狂歡之用的娛樂性毒品（Ether Frolics）。直到 1846 年，一位名叫 Morton 的牙醫師在波士頓麻州總醫院，首度示範利用乙醚麻醉，來進行頸部腫瘤的切除。自此以後，使用乙醚做為麻醉劑的做法，便在醫界廣範流行了。

　　只不過，乙醚的使用也有不少缺點存在。因為它是一種開放性氣體，也就是在病人麻醉時，所有工作人員都會直接或間接地吸入乙醚，長期下來會造成身體上的傷害；此外，使用乙醚來麻醉，一旦用量過大，就會引起乙醚中毒等現象。再加上乙醚是揮發性極高的氣體，當它與空氣結合之下，會形成有爆炸性的混合物，一不小心遇到火花、高溫或氧化劑，就會爆炸……。正因如此，當外科手術開始使用電燒或電刀時，就不再使用乙醚進行麻醉了。

　　另一種吸入性麻醉劑「笑氣（Laughing Gas）」（一氧化二氮，N_2O）則是在 1844 年被發現。因為吸入之後，會讓人有欣快、飄飄然的感覺，所以才被稱為「笑氣」。一開始，笑氣也同樣是進行娛樂性使用，但與乙醚相比，笑氣作用雖快，但麻醉效果差，只有輕微的麻醉作用，只能做為一種輔助性吸入麻醉氣體，早期常用於牙科手術。加上長期使用笑氣，可能會有抑劑骨髓作用，目前臨床上已不再使用。此外，由於濫用會造成毒害，過去曾有不少青少年因為吸食笑氣而癱瘓的案例發生，所以笑氣如今已被列為管制品，一般人不可隨意買賣。

之後，Suckling 發明了 Halothane 麻醉氣體，由於藥性穩定，且經過很長一段時間使用，都沒有什麼特別不良作用，被認為是「摩登麻醉（Modern Anesthesia）」的開始。但後來發現使用後會引發心律不整（特別是心室）、肝炎（Hepatitis）及惡性高熱症（Malignant Hyperthermia），所以，現今臨床上也已不再使用，只限於替動物麻醉。

在此之後，陸續有 Methoxyflurane、Enflurane，以及 Isoflurane 等吸入麻醉藥的相繼問世，但這三者在副作用及藥效上，互有差異。1956年最早問世的 Halothane，其代表藥效的「血／氣分配系數（系數越小，代表作用越快、排出體外的時間也越快）」為 2.3，1990 年發明的 Sevoflurane（係數為 1.4），以及 1993 年發明的 Desflurane（係數為 0.45）陸續出現，藥效也越來越精進。後面兩種，也是目前最常使用的吸入性麻醉藥（請見圖 3-1）。

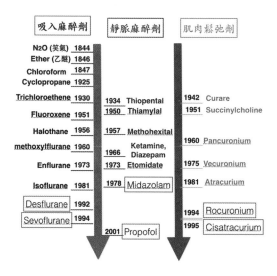

圖 3-1，麻醉藥發展史（左側為吸入麻醉藥，中間為靜脈麻醉藥，右側為肌肉鬆弛劑）。其中，加框者為現在使用的麻醉藥。

2. 靜脈注射麻醉劑

　　與吸入式麻醉藥相比，靜脈麻醉的發展歷程較慢且晚。因為一直到 1853 年，才有靜脈注射器具的發明。1934 年，全世界才有了第一個靜脈麻醉藥 Thiopental Sodium 的使用，其發明時間，足足比吸入麻醉劑乙醚（1846 年發明），晚了約一百年的時間。

　　簡單來說，靜脈注射麻醉藥是由一群具有安眠，或止痛的麻醉藥物互相搭配使用，再輔以神經肌肉阻斷劑，做為肌肉鬆弛之用。這一群藥物包括目前最常用的 Thiopental Sodium、Midazolam、Etomidate、Propofol，以及 Ketamine 和嗎啡類止痛劑—Fentanyl。

　　前面四種具有安眠效果的藥物，其主要作用機轉，是在「中樞神經系統（CNS）」內，增加 r- 氨基丁酸（r-Aminobutyric Acid GABA）神經傳導物質，進而激活 $GABA_A$ 受體，讓細胞上的氯離子通道開放，使神經元細胞膜產生「超極化（Neural Hyperpolarization）」效果，進一步抑制神經信號（Signaling）的傳遞，而產生麻醉安眠的效果（請見圖 0-2）。

　　而上述第四種靜脈注射麻醉藥，是鼎鼎有名，又稱為「牛奶針」的「丙泊酚（Propofol）」。

　　至於它為什麼叫「牛奶針」？它在麻醉醫學上，具有什麼樣的重要意義？大家應該都很好奇才是……。

　　其實，丙泊酚是 John（Lain）Glen 將二異丙基苯酚透過化學溶劑轉變出的一種麻醉藥。它是一種油，是由大豆油及卵磷脂（Egg Lecithin）所合成的乳狀液態形成物（Emulsion Formation），所以才叫做「牛奶針」。甚至可以這麼說，丙泊酚是自 1846 年，Henry Jacob

Morton 引進乙醚後，做為外科手術用新麻醉藥，並且改變醫學的面貌。它不但開啟了麻醉之門，也促進外科手術新紀元之後，最具革命性的麻醉藥物。因為，丙泊酚作用快速，而且因為沒有殘留效應、可多次給予，故而成為世界最廣範使用的麻醉藥物之一。截至目前為止，全世界已超過好幾億人，使用過丙泊酚這種麻醉藥。

　　2016 年時，世界衛生組織（WHO）將它列為「基本藥物（Essential Medicine）」；2018 年時，美國 Lasker Foundation 更授予 Lasker Prize（美國研究最高榮譽 ，等於美國的諾貝爾 ），給丙泊酚的發明人——John（lain）Glen，以表彰他對人類醫學的貢獻（圖 3-2）。

　　至於第五種麻醉藥 ketamine（又稱「K 他命」），是一種「解離式麻醉劑（Dissociate Anesthesia）」，也就是一種神經傳導質 N- 甲基 -D- 天門冬安酸（NMDA）的受體阻斷劑。它一方面「阻斷」痛覺在丘腦（Thalamus）及新皮質（Neocortex）的傳導，同時又「興奮」腦幹及邊緣系統（Limbic System），引起失憶。因此，會產生「讓病人失憶和止痛，但同時有眼睛張開，以及肌肉僵直」的「麻醉解離作用」。不

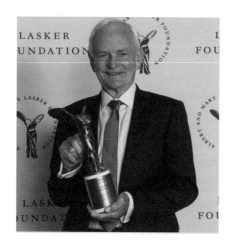

圖 3-2，John（Lain）Glen 發明了人類受益最多，且使用也最多的麻醉藥—Propofol，更因此榮獲美國最高榮譽 Lasker prize（轉載自 Anesthesiology，2018：1055 ～ 1056）

過，這種麻醉藥有一大缺點，會增高病人腦壓及腦血流、眼壓、血壓及心律。所以，一般進行腦部手術，或是懷疑腦部受傷的車禍病人，是絕對不能使用這種麻醉藥的。此外，高血壓病人也不能使用，眼睛受傷或青光眼病人也須避免使用。

最後的「鴉片類（Opioid）」止痛劑 Fentanyl，是直接作用在人體中樞神經系統（CNS）上的「嗎啡 u 受體」，進而產生長達 45 分鐘的止痛效果。當然，靜脈注射麻醉藥，還有「作用時間快慢」的差別。其中，Thiopental Sodium、Propofol，以及 Etomidate，是屬於「快速麻醉誘導用藥」；至於 Benzodiazepines-Diazepam、Midazolam、Dissociate Anesthesia-ketamine，以及屬於「嗎啡」類（Opioid Analgesia）的 Fentanyl，都是屬於「作用較慢的藥物」。

在結束這個主題前，容我再為大家介紹幾種常見的主要靜脈麻醉藥物：

目前臨床上最新靜脈麻醉注射藥物，是 1934 年開始使用的巴比妥類的一種藥物 Sodium Thiopental，它具有降腦壓、制痙攣的藥物。它有降低新陳代謝率及氧耗量的特點，所以，神經科用來降低腦血流量和腦內壓，對腦部受傷、腦水腫的病患，具有「保護腦細胞」的作用，通常使用在神經麻醉上。

主要原因在於這些麻醉藥，是作用在 GABA$_A$ Receptor（上面共有 2 個 α、2 個 β 及 1 個 γ，請見圖 0-2）上，藉由讓氯離子通過來讓神經傳導停止。不同的麻醉藥，作用在不同的 α、β 及 γ 上。以 1934 年使用的 Barbiturates 為例，它就作用在 β 上；1939 年使用的 Benzodiazepine，則是作用在 α 與 γ 之間；Ethanol 是作用在 α 上。但問題是，全身的神經細胞都有 GABA$_A$ Receptor，且中央神經仍有其

他的功用（例如自主神經系統掌管呼吸），所以，難免會影響到正常的中樞神經系統的運作。例如被稱為「牛奶針」的 Propofol，雖然與具有高選擇性的受體結合，仍然無法避免其在中樞神經系統上的抑制作用。所以，2018 年發現的 Propofol，仍會對呼吸及血壓降低造成負面影響。

　　1965 年發現的 Etomidate，作用在 GABA_A 受體上，對於人體血壓的影響不大，但由於價格較貴，所以目前通常使用在心臟麻醉上。

表 3-1 主要靜脈麻醉藥的比較

	Thiopental	Benzodiazepine	Ketamine	Etomidate	Propofol
發明年代	1934	1939	1960	1965	2018
作用	GABA_A 受體	GABA_A 受體	NMDA 受體	GABA_A 受體	GABA_A 受體
呼吸	↓↓↓	↓↓	↓	↓	↓↓↓
呼吸道反射	○	○	○	○	↓
腦壓	↓↓↓	↓↓	↑	↓↓	↓↓
眼壓	↓	—	↑	—	↓
代謝器官	肝臟	肝臟	肝臟	肝臟	肝臟
代謝產物	○	＋	＋	○	○
血壓	↓↓	—	↑↑	○	↓
心律	↑	—	↑↑	○	↑

資料來源：作者整理
說明：↓及＋表示「降低」，↑表「增加或上升」，○表示沒有反應

3. 神經肌肉阻斷劑

這第三大類的「神經肌肉阻斷劑」，我將在「麻醉中最致命的併發症 2—困難插管」中，再進一步詳細介紹。

談到「用藥錯誤」的問題，根據加拿大「醫保協會」，對於麻醉醫師提供的醫療事故保險理賠案件統計發現，從 1988 ～ 2002 年間，共有 232 項針對麻醉醫生的訴訟。其中，單單因為「用藥錯誤」的緣故就佔了 52%，是所有訴訟案件中最主要的原因。

事實上在所有「麻醉風險」中，「用藥錯誤（Medication Error）」是引起麻醉相關併發症，以及造成死亡率的最主要原因。理由很簡單：麻醉藥與毒藥之間只有一線之隔的距離。麻醉藥雖可提供手術麻醉的好處，但其副作用卻是：對心臟呼吸會產生抑制作用，使用稍有不甚，就會造成像毒藥一樣的作用。而細數在這麼多的麻醉藥中，醫療糾紛最多的例子，無疑就屬「丙泊酚（Propofol）」了。它不但是造成國際流行樂天王—麥克 ‧ 傑克森送命的元凶，也是近幾年來，國內麻醉醫療事故頻傳當中的主角之一。以下隨便舉幾個例子，相信大家就能理解了：

案例一、34 歲丁小姐在醫美進行拉皮手術，並使用丙泊酚（Propofol）進行「靜脈麻醉」的鎮靜（Sedation）之用。但手術進行到 20 分鐘時，丁小姐突然呼吸困難並停止，經急救搶救無效後死亡。

案例二、2018 年時，江姓婦女到「渾 OO 成」醫美診所，使用丙泊酚（Propofol）進行微創痔瘡手術，手術中因心臟停止跳動而死亡。

案例三、一位 13 歲的小朋友，在某診所進行腹股溝疝氣手術，卻導致死亡。經查這就是因為使用 Ketamine 麻醉藥，引發當事人嘔吐致死的不幸事件。

根據法務部「法醫研究所」，針對 2000～2014 年間的醫療事故死亡案例解剖報告中發現，共有 17 件是與「丙泊酚致死」有關，而且全都起因於「施打過量」。事實上，每年差不多都有 3～5 件，醫美診所使用丙泊酚麻醉，造成病人猝死的事件。為了維護國人用藥安全，行政院早在 2015 年 3 月 26 日就公告，將丙泊酚列為第四級管制藥來加強管理。要求各醫療院所在使用時，一定要由麻醉專科醫師執行，以確保病患的麻醉安全。所以，建議民眾在動任何需要麻醉的手術之前，最好「多嘴」問一下執行手術的醫療院所，是否有專責的麻醉專科醫師陪同？

除此之外，麻醉藥的給藥劑量，應該要遵循「個別化（客製化）」的原則，也就是隨著病患的年齡、體重、身體狀況（ASA 分類）、手術種類及時間的長短，特別是病患對麻醉藥的敏感度、感受性，而給予不同的劑量。年老病患、幼兒、產婦、開心、開腦手術等麻醉，皆有不同方式及考量。因為所謂的「客製化」，其實就是量身打造每個人的不同「麻醉計畫」，畢竟這個世界上，不會有兩個病人的情況是一模一樣的，所以絕不會有一套「適用於全體病人」的用藥公式，每位病人的麻醉計畫，都必須「個別化」設計才行。

更重要的是，醫師在給予麻醉藥物的同時，手術室內除了必須配有全程監控生命徵象的監視器以外，手術現場也必須隨時備有急救設備，以防臨時狀況發生。

麻醉 54^3

吸入麻醉藥在常溫下都是液體狀，如何讓其變成準確的吸入濃度？

　　大部份的吸入麻醉藥在常溫、常壓之下，都是揮發性高的液體。所以，必須藉由蒸發器（Vaporizers）先變成氣體，且飽和麻醉氣體（當液體分子在汽化過程中，容器內壓力作用下，液態分子不能再變成氣態分子，就表示氣體分子濃度相對平衡，處於飽和狀態）達到一定的濃度後，才能隨著呼吸迴路進入病人體內，產生安全的麻醉效果。

　　事實上，各種不同吸入麻醉藥，因為沸點及飽和麻醉氣體都不相同，必須透過專用的蒸發器，再連接到麻醉機上。而為了安全起見，不同蒸發器都用不同顏色標示（圖 3-3）。

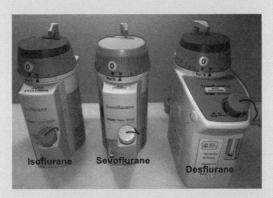

圖 3-3，不同吸入麻藥的蒸發器及安全的標示顏色（左為 Isoflurane、標為紫色；中為 Sevoflurane、標為黃色；右為 Desflurane、標示藍色）。其中，Desflurane 因為具有高揮發性、蒸發壓近一個大氣壓，所以蒸發器體積特別大

麻醉致命併發症之 ❷ ──困難插管

說到插管，大家肯定都會不自覺地吞嚥口水，皺眉頭，由此可見這項治療對現代人而言有多恐怖！

但就我個人對這些病例的理解，麻醉前若曾仔細評估病患的呼吸道，考量是否有發生「插管困難」的可能性，及早依困難插管的 SOP ^註進行處理，相信可以將病人的傷害，降到最低。

案例一、37 歲曾姓女子，到南投某婦產科診所接受巧克力囊腫切除術。因為在手術中發生插管困難，雖緊急轉院仍舊不治，院方懷疑病患因為曾經施行甲狀腺手術，故而造成插管困難。

案例二、國內知名口蹄疫專家何 xx，在 1996 年時接受子宮肌瘤摘除手術的麻醉，後因插管困難而成為植物人的案件，雙方前、後總共纏訟了 15 年。最後，法院判醫院賠償 2,111 多萬元，創下司法史上最高的醫療賠償記錄。

手術中，氣管插管是很重要的，特別是在「全身麻醉」之中。這是因為麻醉中建立通暢的呼吸道，提供手術病人足夠的氧氣來換氣是非常重要的，而氣管插管便是維持呼吸道的方法。不論是使用吸入麻醉劑或靜脈麻醉劑做全身麻醉，人體因為多種反射消失，不論是呼吸功能受到抑制，或是自主呼吸消失，都需要藉助人工輔助來進行呼吸。而人工輔助呼吸分為兩種，其中一種是經由「面罩」來輔助病人呼吸；另一種則是透過「建立人工通氣道」的方式（即所謂的「插管全身麻醉」），

經由氣管插管連接麻醉呼吸機，以輔助病人呼吸。特別是大部分手術，都會使用到神經肌肉阻斷劑，讓全身骨骼肌及呼吸肌肉產生鬆弛，使病患無法呼吸。此時，就須藉由氣管插管來輔助呼吸。

神經肌肉阻斷劑使用於全身麻醉，有助於氣管插管，提供肌肉鬆弛作用，並幫助手術的進行，同時可減少麻醉藥的使用。一般來說，大部分的手術及長時間手術，都會使用「插管」方式的全身麻醉；只有小部分短時間小手術（像是小兒的疝氣手術等），才藉由面罩（喉頭面罩）的全身麻醉。不過，插管除手術麻醉中使用外，當然氣管插管也用於急救或 ICU 使用呼吸器治療的病患。

插管的目的就是「建立安全呼吸通道，以提供氧氣」。它是將一支所謂氣管內管（Endotracheal Tube，會因不同年齡及體重，而有管徑大小的不同），藉喉頭鏡（Laryngoscope）的操作，而將氣管內管放入氣管內，其前端置於聲門及氣管隆突（Carina，左右支氣管分支的地方）之間（放置太淺會滑脫，太深至支氣管內，造成另一側肺部塌陷，導致嚴重的後果，參見圖 1-2）。

根據 ASA 美國麻醉醫學會提出的研究報告，插管時若使用喉頭鏡（Laryngoscopy）超過三次，或是使用的時間超過 10 分鐘，就可稱為「困難插管」。如果麻醉醫師，無法替病患建立有效的呼吸道，一旦時間超過太久，可能就會造成病人腦部缺氧等嚴重併發症，或是成為植物人，進而產生醫療糾紛。所以，有「小下巴」及肥胖問題的病患，都需要較有經驗的麻醉醫師執行。

事實上，會造成手術麻醉病人，發生困難插管的原因，除了「身體結構（小下巴）」、「肥胖」及「疾病誘發（主要是喉頭及支氣管痙攣造成）」等因素外，還會與麻醉中所使用的「神經肌肉阻斷劑

（Neuromuscular Blocking Agent，NMBAs）」有相關。

如何降低麻醉中「插管」的困難度

喉頭痙攣（Laryngospasm）或支氣管痙攣（Bronchospasm），是造成麻醉中困難插管的原因之一，也常是臨床麻醉最棘手問題，其在全身麻醉中的發生率，大約是千分之8.7。而會導致喉頭痙攣的誘發因素是：抽菸、壓力、氣喘、過敏，或胃食道逆流、慢性肺疾病、感冒等，因為患有氣喘，或呼吸道過敏症所引起（圖3-4）。

1. 減少避免發生喉頭痙攣

由於抽菸會造成慢性咳嗽，並增加喉頭敏感性，假設準備動手術的病人有抽菸的習慣，為了減少喉頭痙攣的情況發生，最好至少「禁菸2個月」後再動手術。

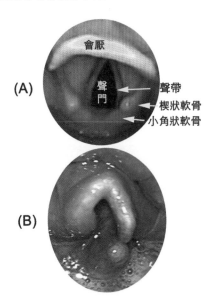

圖3-4，喉頭痙攣：(A)可看見正常聲門；(B) 表示喉頭痙攣，因為喉頭緊閉而引起聲門關閉，既看不見聲門，病患也會因為無法吸氣而造成缺氧。

除了以上的危險因素外，喉頭痙攣也可能因為病患對藥物過敏所致。此外，特別在病人「淺麻醉（也就是病人麻醉深度不足）」時插管，喉頭也會因為受到刺激而產生喉頭痙攣。以上這些情況，都有賴專業的麻醉醫師，沉著與正確的應對，方能化險為宜。

至於支氣管痙攣是由於支氣管平滑肌收縮，引起呼吸、通氣困難所致，一般只要進行聽診檢查，就會發現有「喘鳴（Wheezing）」的聲音，常見於患有慢性支氣管疾病的人身上。為了避免在麻醉中出現，或增加插管困難的風險，麻醉醫師會選擇在麻醉前，給予病患吸入或靜脈注射類固醇或支氣管擴張劑。也就是說，只要能在術前將氣喘發作，或支氣管發炎的情況控制好，這就有助於降低支氣管痙攣發生的機率。

當然，某些麻醉藥（如刺激性吸入麻醉藥——乙醚等）也可能造成呼吸道的反射運動，引起支氣管痙攣；且病患有上呼吸道感染、抽菸，而有經常咳嗽的現象，也易於引起支氣管痙攣。因此，「術前禁菸」將是降低插管困難風險的重要方法。此外，有相關支氣管病史的患者在手術前，若曾使用支氣管擴張劑，也必須繼續使用，不可停藥。

2. 肌肉鬆弛劑

我在這裡提到的「神經肌肉阻斷劑」，可不是讀者在一般肌肉酸痛時，醫師開給你們使用的肌肉鬆弛劑，這是可以阻斷病人神經肌肉傳導，造成呼吸及骨骼肌麻痺，進一步讓病人全身癱瘓、無法呼吸的麻醉藥。如果沒有專業醫師從旁協助呼吸，病人很容易因此死亡。

這種神經肌肉鬆弛劑的發明，最早來自於「箭毒素」，它是從南美的植物——Chondrodendron，浸出汁液後所製造出來的一種毒藥。因為毒性迅猛，早期是當地土著用來狩獵或戰爭使用的武器。

箭毒鹼的英文 Curare，來自印第安語，原意是「毒物」。當時的印地安人將其塗抹在箭頭上，之後再安裝於竹筒內吹射（稱為 Tubocurare），可使動物因呼吸麻痺而死。

之後，直到美國石油工人 Richard Gill 派至厄爾瓦多工作，他在森林裡看到印第安人用 Chondrodendron Tomentosum 植物來提取箭毒物做成箭毒。由於他本身患有多發性硬化症（Multiple Sclerosis），深受背部僵直所苦。有次病發，他把搗碎的箭毒含在嘴裡，居然發現背部肌肉因此產生放鬆作用……。這時他已回到美國治療，但神經科醫師建議他用 Curare 治療，於是，他又返回厄爾瓦多工作，並在返美時帶回 25 磅的粗箭毒（Crude Curare）。

1942 年時，Wintersteiner 將粗箭毒分離，並純化製成 Curare 藥物。同年，加拿大醫生 Griffith & Johnson 首先在實驗室裡合成製出名為「箭毒素」的神經肌肉阻斷劑，並成功地使用於闌尾切除手術的插管麻醉上，以此作為手術時的肌肉鬆弛之用。它能使肌肉完全鬆弛，便於手術的進行。特別對於腹部手術而言，使用這種神經肌肉阻斷劑，能夠提供執刀醫師執行較小手術切口，但卻有足夠的手術視野。自此以後，麻醉及手術醫學再次往前邁進一大步。而加拿大政府為了感謝 Griffith 醫師的貢獻，甚至特別在 1991 年時，發行以他做為封面的郵票（圖 3-5）。

3. 神經肌肉阻斷劑

早在 1917 年，配合 Ivan Magilli 紅色塑膠氣管內管的發明，再加上箭毒素的使用，這兩項技術有助於為全身麻醉的病患，進行快速的氣管內插管，更為醫界開啟了開胸及開心手術的新紀元。

到了 1951 年時，Succinylcholine 的發明已可算是唯一「去極化（Depolarizing）」的神經肌肉阻斷劑（圖 3-6），它的作用速度非常快，

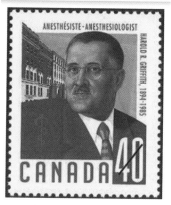

圖 3-5，加拿大政府為感謝
Griffith 醫師的貢獻，還特別在
1991 年時，發行以他為封面的郵
票（轉載自 postagestampguide.
com）。

Harold R. Griffith, 1894-198...
postagestampguide.com

只需 1 分鐘的時間，就可產生百分之百的肌肉鬆弛效果。Succinylcholine
被運用在氣管插管，開啟了所謂「快速誘導插管（Rapid Sequence
Intubation，RSI）」插管的麻醉誘導新紀元。但是，由於「去極化」的
神經肌肉阻斷劑容易產生高血鉀，以及惡性高熱等副作用，醫學家們
一直在尋找一個與 Succinylcholine 同樣作用快速，但屬於「非去極化
（Non-depolarizing）」的神經肌肉阻斷劑。直到 1994 年，這個夢想終
於成真，在 Rocuronium（圖 3-1）的發明後，所謂的「理想肌肉鬆弛劑
（Ideal Muscle Relaxant）」正式問世。

　　簡單來說，神經肌肉阻斷劑的主要功能，一方面是做為麻醉誘導
氣管插管之用，另一方面，也同時希望能在手術時，減少使用麻醉藥。
因為，神經肌肉阻斷劑主要作用在「骨骼肌—神經肌肉交接點終板」的
「菸鹼型乙醯膽鹼受體（Nicotinic Acetylcholine Receptor）」上，藉以
阻止乙醯膽鹼（Acetylcholine，Ach）的作用，其步驟請見（圖 3-6）。
而上述的阻斷效果，會造成全身骨骼肌的鬆弛，所以在臨床上，神經肌
肉阻斷劑主要用於鬆弛喉頭及聲門，以利氣管插管的進行。

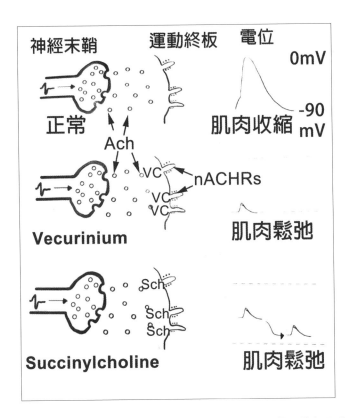

圖 3-6，神經肌肉阻斷劑主要是作用在「骨骼肌—神經肌肉交接點終板」的「菸鹼型乙醯膽鹼受體（Nicotinic Acetylcholine Receptor，nACHRs）」上，以阻止乙醯膽鹼（Acetylcholine，Ach）的作用。其步驟如下：

上圖：正常的神經肌肉傳導。神經末鞘的乙醯膽鹼（Ach），以定量通過神經肌肉交界，與運動終板的乙醯膽鹼（Ach）受體結合，並產生動作電位引起肌肉收縮。

中圖：非去極化神經肌肉阻斷劑—Vecuronium（VC），與運動終板的乙醯膽鹼（Ach）受體結合，阻止了正常乙醯膽鹼（Ach）的結合。因此，既不會有終板電位產生，也沒有肌肉收縮，而產生肌肉鬆弛的現象。

下圖：去極化神經肌肉阻斷劑—Succinylcholine（Sch）通過與運動終板的乙醯膽鹼（Ach）受體激動素（Agonist），產生動作電位，進一步導致肌肉纖維的持續去極化，以致於在臨床上，看到肌肉顫動和麻痺的現象。這與作為競爭性的非去極化神經肌肉阻斷劑，形成強烈對比。

除此之外，骨骼肌鬆弛的效果，也能夠便利手術的進行，以及手術姿勢的變換。不過，神經肌肉阻斷劑雖有「兩好」的優點，但也有一個唯一的缺點就是：它本身沒有安眠及止痛的作用。

所以，神經肌肉阻斷劑使用失當，除了會延長麻醉恢復時間外，一旦鎮靜（安眠）及止痛藥量使用不足，就會造成病人在手術中全身不能動，但仍有意識（Awareness 或 Recall）的風險，並且造成病人日後的精神創傷及醫療糾紛。有關這部分，我會在以下幾節，進一步跟讀者說明。

神經肌肉阻斷劑的種類及應用

在臨床上，麻醉醫師通常會使用以下兩種神經肌肉阻斷劑：

1. 去極化阻斷劑（Depolarizing Blocking Agent）

（圖 3-6，下圖）的去極化阻斷劑，其主要成份—琥珀膽鹼（Succinylcholine），是一種乙醯膽鹼受體的激動素（Agonist），主要作用於骨骼肌纖維內膜（Sarcolemma）的去極化作用。這種擴張性的去極化，使骨骼肌運動終板對於神經傳導物質乙醯膽鹼（Acetylcholine）的刺激，無法造成反應（去敏感化反應，Desensitization），所以在使用時，藥劑一開始會先引起全身肌肉顫動（由頭至腳），然後再產生鬆弛。其副作用是會造成病人術後的肌肉酸痛、血鉀增高，甚至是腦壓增高或惡性高熱症。

以琥珀膽鹼（Succinylcholine）為主成份的去極化神經肌肉阻斷劑，優點是「效果作用快（約小於 30 秒至 1 分鐘）」，但由於「維持時間短（約 5 分鐘）」，所以，只適用在幫助氣管內插管之用。雖然其作用

快速，但由於其副作用大（例如血鉀增加、心律變慢、低血壓、口水分泌增加、眼壓增加、過敏反應、惡性高熱、肌紅蛋白尿，甚至下顎僵直、呼吸抑制），並不適用於外傷、燒傷、神經系統損傷、顱內壓增加的病患。且由於高血鉀產生生命危險，目前臨床上已較少使用。

2. 非去極化阻斷劑（Non-depolarizing Blocking Agents）

（圖 3-6，中圖）的非去極化阻斷劑（Vecuronium），是一種乙醯膽鹼感受體的競爭拮抗劑（Competitive Antagonist），透過佔據並結合菸鹼型乙醯膽鹼受體（Nicotinic Acetylcholine Receptor）的方式，阻止傳導物質—乙醯膽鹼（Acetylcholine）無法進行正常神經傳導作用，進以達到肌肉鬆弛的效果。

整體來說，理想神經肌肉阻斷劑是「非去極化（因為安全性高）」類藥劑，但具有「去極化」的快速作用效果。目前，醫學專家們都在朝向這個目標研發。而非去極化的 Rocuronium，算是現階段最符合此一理想的神經肌肉阻斷劑。

看到這裡，也許讀者會問：「如果神經肌肉阻斷劑會造成骨骼肌麻痺，那麼，它有沒有解藥，可以幫忙麻醉醫師儘快解決病人的肌肉鬆弛問題？」事實上，因為去極化的神經肌肉阻斷劑的作用時間非常短，所以臨床上根本不需要什麼「解藥」，只要靠著血漿內丁醯膽鹼酯酶（Butyrylcholinesterase）分解即可，病人也能較快恢復。

至於非去極化的神經肌肉阻斷劑，則是有不同種類的解藥，例如Edrophonium、Pyridostigmine（俗稱大力丸）或 Neostigmine 等。它們是一種乙醯膽鹼酯酶抑制劑（Acetylcholinesterase Inhibitor），能夠抑制神經肌肉交界突觸裂（Synaptic Cleft）上的乙醯膽鹼酯酶活性，使膽鹼受體附近的內生傳導物質—乙醯膽鹼（Acetylcholine）濃度增加、增

加肌肉的收縮強度，以使神經肌肉功能恢復。但是由於體內乙醯膽鹼（Acetylcholine）增加時，同時會引起毒蕈鹼（Muscarinic）發生作用，產生心律變慢、口水增加等副作用，所以，一般會合併 Atropine 的使用。目前也通過用 Sugammadex，做為 Rocuronium 專一性的解藥。值得注意給予解藥的時間與劑量，不能太早給予，一般在肌電圖儀的 TOF（Frain-of-four）「大於 2 抽動（表示有超過 10% 的肌肉恢復收縮功能）」

表 3-2 各種神經肌肉阻斷劑作用

種類	藥物名稱	作用	最快生效時間	維持時間（分鐘）	代謝路徑
去極化	Succinylcholine	短效	30 秒～1 分鐘	5	血漿內丁醯膽鹼脂酶（Butyrylcholinesterase）
非去極化	Pancuronium	長效	3～4 分鐘	60～100	肝、腎
	Atracurium	中效	3～5 分鐘	20～35	Hoffman 作用
	Vecuronium	中效	3～4 分鐘	20～35	肝、腎
	Cisatracurium	中長效	2～3 分鐘	40～60	Hoffman 作用
	Rocuronium	短中效	1～2 分鐘	30	肝、腎

說明：「霍夫曼消除反應（Hoffman Elimination）」是指：當體內溫度達到攝氏 37 度、酸鹼值達到 7.4 時，藥物就可以在血液中自然分解及排除掉，不需要透過肝或腎臟的代謝，但藥物需要以低溫保存。

時才能給藥，以免發生「再箭毒化」的現象（Sugammadex 除外）。

透過這個話題，我想與讀者們分享一個打錯藥（神經肌肉阻斷劑）的過失悲劇案例。藉此突顯典型「麻醉藥＝毒藥」的論點。話說在 2002 年時，一位 O 城醫院護理師錯把麻醉用神經肌肉阻斷劑 Atracurium 當做是 B 肝疫苗，為 7 名剛出生的嬰兒注射，導致這些嬰兒呼吸困難。雖然經過急救，仍然不幸造成一死六重傷的悲劇。至於打錯針的護理師，則被判刑 2 年。

這起案件驚動了全國。2003 年，當時的衛生署（現在衛福部改制的前身）立刻成立「醫療品質暨病人安全委員會（簡稱「病安委員會」）」，並將「用藥安全」列為全國醫院評鑑的標準之一，以此提升各大醫療院所的用藥安全。同時也加強高警訊藥品的使用，規定醫療院所要獨立放置於有上鎖的冰箱內，並且清點及記錄每次的進出的藥品數目、時間及使用者。以麻醉藥使用為例，空針筒上都必需貼上藥物名稱（圖 3-7），以免打錯藥的憾事再度發生。

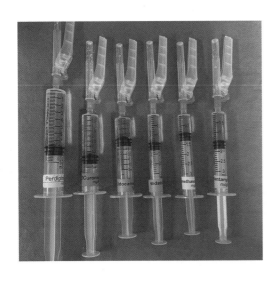

圖 3-7，麻醉藥的空針筒上，都必需貼上藥物的名稱，以免以上打錯藥的憾事再度發生。

註 什麼是困難插管的 SOP？

　　首先，對於「已預知困難插管者」：採清醒插管，可在病人喉頭或鼻道噴灑局部麻醉劑，在病人保持清醒及自然呼吸方式下，經由鼻道進行氣管插管，或可選擇纖維鏡插管（Awake Fiber-optic Intubation）。

　　其次，對於「無法插管、可通氣者」：如果病人已經上麻醉，才發現困難插管，但病患呼吸道尚可維持通氣，或使用影像輔助的喉頭鏡插管試三次不成功，則可等病人藥物代謝後，先恢復清醒。待清醒後，再使用「已預知困難插管者」的方式。

　　再者，對於「無法插管、無法通氣者」：可採用緊急「針刺環甲膜穿刺術（Needle Cricothyroidotomy）」，以 14 號注射針導管，由環甲膜刺入氣管，再除去針頭，連接呼吸管幫助呼吸（圖 3-8）。

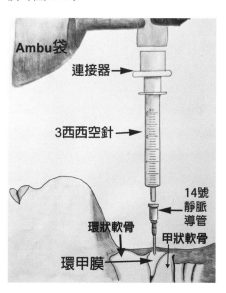

圖 3-8，環甲膜穿刺術：使用 14 號靜脈導管針，由環狀軟骨及甲狀軟骨間的環甲膜進行穿刺，以維持通氣。

麻醉 $5_4{}^3$

什麼是「再箭毒化」？

　　「再箭毒化（Recurarization）」作用是指：在病患給予神經肌肉阻斷劑的解藥後，經過一段時間，又再度發生肌肉鬆弛，也就是呼吸困難的情形，導致必須重新進行插管。

　　一般來說，當解藥的作用時間，比原先神經肌肉阻斷劑作用的時間短，這就有可能會再次產生「再箭毒化」的肌肉鬆弛情形。這種情形較常發生在使用長效型神經肌肉阻斷劑的肥胖或重症病人身上，特別是在深度肌肉鬆弛作用時，若冒然給予病患解藥，雖可暫時恢復肌肉的收縮能力，但在經過一段時間後，危險就會再次發生。

　　因此，按照正常的使用規則（Guideline），解藥的使用必須在神經肌肉傳導（NMT）功能—TOF 大於 2 抽動（表示已有 10% 肌肉恢復收縮功能）時才能給予，這樣方可避免憾事發生。

3-3　麻醉致命併發症之 ❸ ──惡性高熱

前一陣子，台灣有齣名為《麻醉風暴》的電視劇，就是在講述麻醉後，病人發生惡性高熱症的醫療故事。由此可見惡性高熱症是醫界公認的麻醉噩夢，也是病人因麻醉藥過敏出現副作用的最嚴重狀況。

　　自 1998 年，台灣成立「全國藥物不良反應中心」後，統計自 1998 ～ 2005 年的 7 年間，總共發生了 10 件的「惡性高熱」案例。這 10 例案件中，死亡者 8 例（7 例有用 Dantrolene 治療，但可能使用的時間太慢），只有 2 例順利救活。如果將統計時間延長到現在，發生惡性高熱的案例超過 12 件，平均發生年齡是 19 歲。

　　惡性高熱（Malignant Hyperthermia，MH）是指：骨骼肌對吸入麻醉劑產生過度的代謝反應，其發生率約在萬分之一到二十五萬分之一間。主要的原因在於：基因變異。臨床上，差不多每 400 個有相關基因變異，且採取吸入性麻醉劑的病患，會有一位引發惡性高熱，並產生肌肉僵硬、心跳過快等症狀。所以，吸入性麻醉劑的 Halothane、Isoflurane、 Sevoflurane、Desflurane，以及去極化的神經肌肉阻斷劑 Succinylcholine，都是造成麻醉病患產生惡性高熱的誘因。

　　由於惡性高熱的發生與基因變異有關，實在很難預測。現階段的診斷方式，除了透過基因檢測之外，就是將病人的大腿肌肉切片進行「活檢（Biopsy，將肌肉放在 Halothane 和 Caffeine 的刺激下，會引起

肌肉收縮）」。所以，假設病患家屬曾經發生過惡性高熱的情形，一定要在術前評估時告知麻醉醫師，此外，就只能靠麻醉醫師的臨場應變與急救能力。因為當麻醉病人發生呼氣末二氧化碳含量（ETCO2），以及體溫無預期的升高（5 分鐘上升 2 度，並且高燒到攝氏 41 度）、心律變快、過度換氣、氣管及肌肉痙攣、酸中毒或血鉀增高，甚至出現多重器官衰竭時，如果沒有適時給予治療，將會嚴重危及病人的生命安全。

這時候，有經驗的麻醉醫師會立即告知動刀的外科醫師，盡可能停止手術、暫停以上會導致惡性高熱的相關藥劑，改用靜脈麻醉劑，同時設法降低病患體溫，維持水份、電解質、酸中毒之平衡、提供病人 100% 濃度的氧氣，並且給予 Dantrolene 解藥（依病患體重，每公斤體重給予量為 2.5 mg，總量不超過每公斤體重 20 mg），直到症狀改善為止。但是，由於 Dantrolene 的單價高、效期短（又稱為「孤兒藥」），不是所有醫療院所都會在手術現場備妥此種解藥。所以，準備動手術的病患，可以先上「台灣麻醉醫學會」網站（https://www.anesth.org.tw）查詢全台備有 Dantrolene 的醫院名單，也許可以做為自己未來是否使用的參考。

但我想在此，分享一個之前發生過的真實「惡性高熱」案例。台北一名男子找陳姓整形名醫，進行微整形手術。但手術結束後，體溫快速飆升到攝氏 43 度且呼吸困難，經送醫後仍不治死亡。死者姊姊控訴診所並無麻醉醫師及急救藥物……。由此案例，我想提醒讀者，不論動任何手術，只要有麻醉，便要慎選執行手術的醫療院所，看看對方是否配有合格的麻醉醫師、監測儀氣等設備，以及相關的急救藥物？如此，才能保障自身的麻醉安全及就醫權利。

3-4　麻醉致命併發症之 ❹ ——過敏性休克

現代人說起過敏體質很常見，許多人都曾在日常生活及飲食中，產生對食物或藥物的過敏反應。這些過敏反應有時是很輕微的，也許只是皮膚起疹子，但大家或許不知道，情況一旦嚴重，恐會發生喉頭痙攣、呼吸困難、發燒、氣喘，甚至致命的結果。

　　案例一、一位父親為了口腔白斑切片做麻醉，結果檢查還沒做，才剛剛麻醉就發生休克。經醫院急救後變成植物人十餘年，原因在於「麻醉後的過敏性休克」。

　　案例二、宜蘭一陳姓女子，到鎮上某醫美做腋下「除汗手術」。不料在進行局部麻醉手術時，陳女突然全身抽搐並陷入休克。雖經緊急送往大醫院進行急救，但仍舊意識不清，昏迷指數只有 3。研判原因有可能是局部麻醉藥物使用不當或過量，當然也有可能是過敏所致……。

　　上述兩個案例，看起來好像很嚴重，但我其實想跟讀者解釋的是：有關麻醉過敏事件，除了機率極低的惡性高熱，是因為麻醉藥物造成過敏外，抗生素的使用也是造成過敏的最常見原因。所以有時候，麻醉過敏的責任並不能全算到麻醉藥的頭上。

　　依現在醫院評鑑的規定，病人在手術劃刀之前的 30 ～ 60 分鐘，必須要使用預防性抗生素，以防手術後的感染。理由是：預先投藥可以降低術後的感染率、縮短住院天數、減少住院費用，成效非常良好。

我們可以這麼說，抗生素引起的過敏反應可能還遠大於麻醉藥。根據國外的統計，盤尼西林（Penicillin）過敏反應的發生率是 0.7～10%。另根據國內「藥害救濟中心」的統計，截至 2017 年 10 月為止，因服用藥物造成的死亡、障礙及「嚴重」疾病的藥害救濟案件共有 1,665 件，給付金額超過新台幣 4 億 5,000 萬元。其中，抗生素最易引起過敏反應（有 Penicillin 類、Cephalosporin 頭孢菌素類，以及 Sulfonamides 磺胺類）。至於在手術中常用的 Cefazolin 與 Vancomycin，也都是較易引起過敏反應的藥物。

但不論如何，病人就算是因為施打抗生素而過敏，只要是在麻醉進行中，麻醉醫師除麻醉藥物安全外，對抗生素的過敏反應也必須立即處理。也就是說，只要手術的麻醉是由麻醉專科醫師執行，也備有儀器全程監測，那麼，任何病人的過敏現象都可及早被發現，讓醫師執行適當的治療。

一般來說，由於藥物過敏是引發體內免疫系統（IgE 抗體）的反應，通常具有「不可預測」性。但麻醉醫師在麻醉前訪視時，肯定會問到「過敏史」，當中也包含抗生素藥物在內；一旦得知會造成過敏的藥物，醫師都會在手術前改換其他抗生素，這可是很重要的事前預防措施。

至於在手術中，為了預防病人對抗生素過敏，多半都會採用靜脈輸注—即「滴定法（Titration）」，先給予小劑量測試後，再給予更多劑量。如此一來便可早期發現過敏反應現象，一旦出現過敏現象便應立即停止，尋求替代藥物。

最後還有一個小提醒，凡是因為藥物所引起的過敏反應，就是「藥物不良事件」，都可以向「財團法人藥害救濟基金會」（https://www.tdrf.org.tw/apply01/）請藥害補償。

　　另外，曾有新聞報導指出，「發生過敏性休克的患者，有 1 ／ 3 是氣喘病人」，由於空氣品質的惡化，全球氣喘病患（盛行率為 4.3%）有持續增加的趨勢。當然，氣喘病人會有極高比例發生過敏反應，甚至休克。

　　除了過敏之外，支氣管痙攣和低血氧症，也是麻醉和手術併發症的主因。因此，手術麻醉前的相關常規藥物治療絕不能停止，麻醉前也可給予預防過敏的藥物治療，或吸入性的 β-2 氣管擴張劑。

麻醉致命併發症之 ❺ ——
手術中甦醒（Awareness）

2007 年時，有部與麻醉有關的電影叫《索命麻醉》（Awake），內容是敘述一位患有嚴重心臟病，必須接受心臟移植手術的億萬富翁，在手術中「完全甦醒並瀕臨死亡」的故事。這雖是一部虛構故事的電影，但在真實世界中，這種手術中甦醒的現象卻是實際發生過的事。而我在以下介紹的幾個案例，就是一則則真實發生的憾事。

　　話說在 2008 年的加拿大，一位 44 歲婦女 Donna Penner Manitoba，在醫院接受常規的婦科手術時，卻在手術中發生甦醒的現象。之後，她把自己的親身經歷做成範本，每年都跟醫學院的學生上課。她在課堂上分享手術當下的經歷：「我就像一個囚犯一樣，經歷了一種難以解釋的異常疼痛的折磨，就像有人坐在我的身上，讓我無法動彈，那個當下，我真的認為我可能活不了……。」

　　2018 年時，英國有一名三十多歲的女子，出面控訴英格蘭的約維爾醫院（Yeovil Hospital），只幫她做了脊椎麻醉而非全身麻醉之下，讓她意識清楚地親眼看著醫生拿刀，從她的肚皮上劃下。自那天起，她在手術房中經歷的一切，都深深烙印在腦海中且揮之不去，讓她日後經常做惡夢。

　　2019 時，澳州昆士蘭有一位 25 歲，名叫 Core Burke 的殘障青年，由於接受手術時麻醉太淺，雖在手術中並無疼痛的感覺，但他全程意識清楚，完全能夠體驗到外科醫師在他身上劃刀的感覺，讓他覺得非

常恐怖。

以上這些案例，都是因為手術中的不當麻醉，而留下「創傷後壓力症候群（Post-traumatic Stress Disorder，簡稱 PTSD）」，手術後，他們常常無法入睡，且需要接受心理治療。更有病人形容其經歷，就如同「入地獄般的痛苦（I am in hell）」，且心靈深受創傷」。

1. 創傷後壓力症候群

最近有一本新書《Anesthesia：The gift of Oblivision and Mystery of Consciousness》上市，中文書名翻譯為《麻醉之後》。書中形容一位孕婦在接受全身麻醉進行剖腹產手術時，從醫師一開始下刀就感到非常疼痛，並且持續到手術結束……。然而糟糕的狀況還不只這些，這位孕婦在手術全程竟然保有聽覺，她聽到孩子的哭聲，也同時聽到醫師說她「很胖」。不過，由於她在麻醉過程中完全無法動彈，意識清楚，這個狀態讓她像是在死亡邊緣掙扎一樣「欲哭無淚、痛不欲生」。

根據國外醫學資料統計，有些人回憶起自己在手術過程中只聽到聲音，卻沒有疼痛知覺，也有少數病例在全身麻醉下，除了可以聽到聲音以外，還會感覺非常疼痛，之後更引起不少神經、精神方面的後遺症，像是創傷後症候群（Post-traumatic Stress Disorder）之類的副作用。當然，國外也曾經因此引起不少的醫療糾紛。

2. 術中覺醒（Awareness）

簡單來說，「術中醒覺（Awareness）」是指病人在手術後，回憶

起自己在全身麻醉時的情景。讀者看到這邊一定會有疑問：「手術麻醉中為什會發生這種『術中甦醒（Intraoperative awareness）』呢？這是發生機率很高的狀況嗎？」

根據「麻醉中甦醒註冊網站（Anesthesiology Awareness Registry）」的登錄數字，術中甦醒的發生率約為 0.1～0.4%，也就是每千名被麻醉者，只有 1～4 例會發生麻醉中甦醒的不良事件。

至於造成麻醉中甦醒的原因，主要與「麻醉不足」及「藥物使用不當」有關，例如進行全身麻醉時，普遍會使用「吸入」及「靜脈注射」兩種麻醉方式。但根據文獻報告，使用靜脈麻醉而發生術中甦醒（國內為 1.1～1.94%，國外為 1.94%）的機率，遠高於使用吸入式麻醉（國內 0.0095%、國外 0.44%）[1]。

以上這些讀者可能無法想像的麻醉不良事件，不論是虛構的電影情節，或是來自於病人的親身說法或出書撰寫，在在都是警醒我們這些麻醉醫師們必須正視這些風險，確保病人在手術中的安全，以及手術後的完全恢復。

為何「靜脈麻醉法」時，容易發生術中甦醒？

靜脈麻醉注射具有「安眠」及「止痛」的效果，但如果再伴隨使用肌肉鬆弛劑，則因病人不能動，所以兩種用藥的藥量有時可能被低估，極易引發「術中甦醒」的情況發生。這是因為採取「靜脈麻醉法」時，各種麻醉藥物的作用時間不一，加上麻醉藥物的代謝完全取決於病

---

1 上述資料來源：國內為 Wu KL et al. J Med science 2020；國外為 Haijiao Y etal. Medicine 2017

人的肝、腎功能好壞，因此容易造成麻醉深度的「可控性」相對較差。

　　如果麻醉藥給予過量，除了會造成病人心血管及呼吸功能受到抑制，更會延遲手術麻醉恢復的時間，假設術中麻醉藥給予的劑量不足或使用不當，又容易造成「術中甦醒」的風險，特別在合併使用神經肌肉阻斷劑時，一旦安眠及止痛藥量不足時，就會讓病人產生「任人刀割，但又不能動、也不能講話」的「術中甦醒」情形。

　　所以，一般麻醉醫師預防「術中甦醒」的方法，是針對高危險群的病患，例如執行較長時間的手術，或是知道家人曾有「術中甦醒」的病史時，便預先給予安眠鎮靜劑 Midazolam 做為麻醉前給藥，並在術中使用麻醉深度儀器（Entropy 或 BIS）監測麻醉深度。當然，如果可能的話，理應避免對高危險群病人使用全靜脈麻醉，這是最不得已也是釜底抽薪的預防方法。

麻醉 54_3

病人有可能在麻醉中被刻意「叫醒」，並非發生「術中醒覺」嗎？

　　有些手術，像是脊椎手術之類，病人需在麻醉中「短暫醒來」測試腳趾活動，確認沒有傷到神經？這種測試叫做「Wake Up Test」。雖然這種測試會讓病人感覺「不太舒服」，但其實在手術前都會與病人進行充份溝通。在測試中，病人也不會有任何疼痛，一旦測試結束，麻醉醫師也會立即給予安眠藥，讓病人再度入睡。

結論

看過本章節的內容，大家是不是都很恐懼呢？麻醉絕非「單純睡個覺」而已，它會與所動手術的大小、複雜度、時間的長短，還有病人身體的狀況等密切相關。身為專業麻醉醫師，我在結論時仍想跟讀者強調：現代麻醉與過去相比，安全性已經提升非常多，與麻醉相關的風險，其實並沒有那麼高及可怕。

　　麻醉技術日新月異，與過去相比，現代麻醉的安全性已經提升非常多。與麻醉相關的風險也不再是那麼高及可怕。1960 ～ 1970 年間，麻醉相關死亡率是「每 1 ～ 2 萬人就有一位」，但努力至今，已降到「每 20 萬人才一位」，完全反映出麻醉醫學的進步與安全性的提高。其中不乏以下幾個原因：

1. 新式麻醉儀器的發明、使用

　　早期，麻醉死亡原因都是「將氣管插管誤置到食道」，造成病患因缺氧而死。到了 1980 年時，因為使用「脈衝式血氧濃度計（Pulse Oximeter）」（圖 3-9），就可以幫助麻醉醫師早期診斷病患是否缺氧？

　　在此時同時，「吐氣末二氧化碳量監測儀器（End Tidal CO_2 Monitoring，Capnography）的使用，能夠幫助麻醉醫師，確認正確的氣管內插管。也就是當不幸發生食道插管錯誤或心臟停止跳動時，其數字會降為零（正常數為 40 mmHg），能夠提醒麻醉醫師立即進行正確的

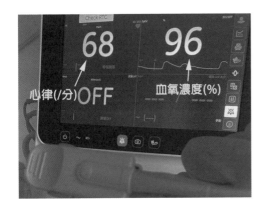

圖 3-9，脈衝式血氧濃度劑：可連續即時偵測血中含氧量（96％）及心律（每分鐘 68 下）。

處置。

此外，當病患發生惡性高熱時，「吐氣末二氧化碳量監測儀器」的數值，會快速從正常的 40 mmHg，上升到 45 mmHg 或 60 mmHg，讓麻醉醫師可以早期發現，並立即做出鑑別診斷，並給予 Dantrolene 藥物來治療。另外，針對「麻醉惡夢」的「手術中甦醒（Awareness）」，可以協助麻醉醫師用來輔助監測病患麻醉深度的儀器也不少。這些都是過去時代沒有，卻可減少麻醉失誤（Errors），進而提升麻醉的安全性的新設備。

麻醉安全之眼及把關者—各種麻醉監視器

1992 年時，WFSA（The World Federation of Societies of Anaesthesiologists）將「心電圖」納入麻醉時必要的監控手術病人儀器。之後到了 2010 年時，又再訂定以下兩大標準：

- 不論手術大、小，都必須有專業麻醉人員在場。
- 再將「血氧（Blood oxygen）」、「換氣（Ventilation）」、「循環（Circulation）」及「體溫（Temperature）」等四項指標，列為必要持續監控的項目。

自此以後，各種手術在麻醉時，就有了必須具備的「標準配備」。所以，目前一般醫院進行麻醉時，提供麻醉醫師使用的各種監視器設備，主要分為兩種。其一是在「麻醉中」，用來監測病人各種生理徵象

表 3-3 麻醉中的監視器

使用儀器		
常規監視器：標準的監測儀器（非侵入性）	心電圖、血壓測量計、脈衝式血氧飽和度分析儀（Pulse Ox規監視器，圖 3-9、3-10）。	
特殊功能的監視器：用於心血管功能的監測（屬於「侵入性的檢查」）	動脈內血壓的測量（Intra-arterial Pressure Monitor）	可提供即時及連續的血壓變化。
	中央靜脈導管壓（CVP）的監測	此一數值代表右心房的壓力數值，右心功能不良，或是陣發性肺水腫
	Swan-Ganz 導管的監測	正常為 14 ± 3mmHg，可監測肺動血管的「楔壓（PCWP）」，可做
	經食道心臟超音波（Transesophageal Echocardiography，圖 3-11）	可診斷心臟收縮功能，並且可以分大於 50%，而右心室 EF 則要大為心臟導管介入手術治療中的導引
用於呼吸功能的監測	呼氣末二氧化碳的量（End-tidal CO_2）的監測	正常為 35～45mmHg，該儀器可（$PaCO_2$），當此值太低，就表示當數值太高，代表病患代謝增加，
	脈衝式血氧飽和度分析儀（Pulse Oximeter）	監測病患的血氧飽和度，有助於早
	最高氣管壓力（Peak Airway Pressure）的監測	正常為 12 mmHg。數值增高，代
用於腦功能的監測及中樞神經系統的監測	腦血氧測量儀（Cerebral Oxygenation Monitoring，圖 3-12）	監測腦部缺氧的狀況

的各種監測儀器（表 3-3、圖 3-10），另一種則專門監測「麻醉深度」的各種儀器。（圖 3-13、圖 3-14）

說明
y）、呼氣末二氧化碳量（End-tidal CO₂）測量儀器（美國麻醉醫學 ASA 已列為常
值為 4 ～ 12cmH₂O。如果太低，表示右心充盈不佳，或是血容量不足；太高則表示
。肺動脈導管前的氣囊打氣後，能隨血液漂浮而進入肺動脈分支，由此可得到肺微 心功能的指標，併可用來測量心搏出量（Cardiac Output）。
算左右心室的收縮功能（射血分數，Ejection fraction，EF）。正常左心室 EF 必須 %。此儀器用於常規的開心手術，及重症病人手術監視心臟功能之用，也可同時做 ，減少病患受到高劑量 X 光暴露的危險。
速反應病患在麻醉中的通氣狀況、呼吸及代謝功能，也能反應血中二氧化碳的濃度 換氣不足，或有肺栓塞的可能；如果二氧化碳的波形消失，則表示心肺功能停止； 合麻醉醫師進行惡性高熱發生的診斷。
氧的診斷。
人氣管收縮、氣管內管或麻醉呼吸迴路發生堵塞。

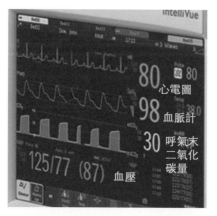

圖 3-10，病人監視器顯示病人的心電圖為
每分鐘 80 下、血氧飽和度為 98%、呼氣
末二氧化碳量為 30 mmHg、血壓為 125/77
mmHg（取自 Philip monitor）。

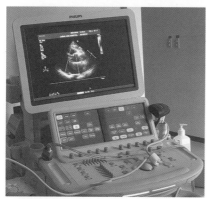

圖 3-11，經食道心臟超音波儀器：藉由二
度及三度心臟超音波影像，可以檢查心臟
結構及動態收縮功能，如先天性心臟病、
心臟肥大、心包膜積水等。配合彩色杜卜
勒血流偵測，可確診心臟瓣膜疾病，如狹
窄或異常回流、瓣膜面積的測度、血流壓
力及心搏出量。手術前可再確認診斷，手
術後可確認手術的成功與否？在導管手術
治療時，可提供心臟影像，做為導管手術
的導引之用，以確認導管手術的成功。

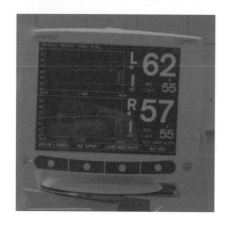

圖 3-12，腦血氧濃度儀：大腦的大腦皮質，
最容易受到氧氣供需變化的影響，此儀器
可做為指標器官的監測器（正常為 60% ～
80%，圖上數值 62% 為左腦，57% 為右腦）。

麻醉深度的監測

　　「麻醉深度的監測」是代表麻醉新時代的科技利器，目前主要用於「監測麻醉深度」的監測儀器有：「雙光譜畢氏指數監測儀（Bispectral Index Monitor，BIS）」、「Entropy 監測儀」，以及「神經肌肉傳導的監測儀（NMT）」等三種。

　　因為麻醉藥物濃度太高，會引起心臟血管及呼吸的抑制，進而產生不穩定的生命徵象，增加休克、心臟梗塞、中風等風險，並延遲手術的恢復，特別對於麻醉高危險群的病人，麻醉深度的監控更為重要。但目前這些都屬「病人自費」的項目，個人認為，為了確保麻醉品質及安全，未來若能列為健保常規給付項目應會更好。

（1）雙光譜畢氏指數監測儀（Bispectral Index Monitor，BIS）

　　利用腦波圖指數進行分析，並設定 40 ～ 60% 為最佳麻醉深度（正常腦波為 100%），並由此來監測手術中足夠麻醉深度（圖 3-13），不要超過 60%，也不要低於 40%。

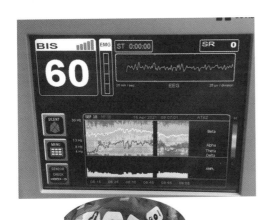

圖 3-13，BIS monitor：螢幕左上角的「60%」代表麻醉深度；一般 80 ～ 100% 表示「清醒」，40 ～ 60% 表示病人處於「足夠的麻醉深度」。但要避免數值掉到 20% 或以下，這代表病人腦波「過度抑制」。

（2）Entropy 監測儀

它比 BIS 麻醉深度監測儀器，能提供更多的麻醉深度參數。Entropy 綜合全身腦波變化，並且結合肌電圖及血壓心律的常數，能夠歸納出一個更為精準的麻醉深度（圖 3-14）。

其監測方法是在病人前額表面，貼上三個感應貼紙。在病人麻醉後，Entropy 儀器會經由運算，顯示出病人麻醉後即時且連續（Real-time）的麻醉深度數據。一般來說，經放大的 Entropy 數據（圖 3-14），腦波變化以 SE 代表，維持在 40 ～ 60%；痛覺指數以 SPI 代表，必須維持在 50% 以下的正常值；額前肌肉鬆弛程度則以 RE 代表，維持在正常的 40 ～ 60%，才代表病人在麻醉時，具有「足夠的麻醉深度（Adequate of Anesthesia，AOA）」。

然而，麻醉醫師如果要讓病人，保持足夠的麻醉深度，傳統上是透過觀察臨床病人所表現的血壓及心跳變化，才能加以調整與追加劑量。一般來說，當血壓升高、心律變快時，代表病人的麻醉深度變淺，就必須追加麻醉劑量；反之，則要減少追加的劑量，且至少每 15 分鐘，要測量及記錄一次相關數據。

但問題是：如果手術病人患有心臟病，且服用藥物很有可能會影響到術中血壓、心律的變化，造成麻醉程度的誤判，進而形成不當的麻醉深度。所以不論使用吸入或靜脈麻醉劑，測量麻醉深度最好的方法就是，藉由使用 Entropy 麻醉深度監視儀來進行監測。在歐、美國家，Entropy 是標準的監測儀器，國內還並不是必要的配備，只有在特殊手術（如心臟、胸腔、移植、氣道或嚴重創傷的重症手術），健保才有給付。

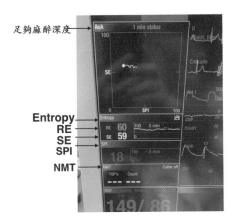

圖 3-14，Entropy 麻醉深度監測儀（SE 代表腦波圖，RE 代表額前肌電圖加腦波圖，SPI 代表疼痛指數）：理想的參數都維持「清醒（100%）」的 50%左右（只有 SPI 維持在 50%以下）。

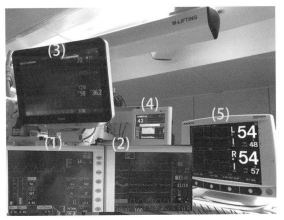

圖 3-15，各種監視儀器參數的整合匯集，其複雜程度有如飛機的儀錶板。正因為如此，才有人比喻「上麻醉」，就如開飛機一樣，每一個參數都關係著病人生命安全，不可不慎。

　　總之，由於智慧化、AI 的整合，大部分的監視儀器數據目前都可整合在大儀表螢幕上，方便醫師更清楚地掌握病人的各項生病跡象（圖 3-15）。

　　(1) 代表麻醉機呼吸管路的壓力指數，及呼吸管輸送到病人的氧氣濃度、麻醉劑濃度、呼吸次數，以及肺容積。

　　(2) 代表各種心臟血管功能的重要參數及波形，還有麻醉深度。

125

(3) 連接並放大屏幕 (2) 的參數。

(4) 雙光譜畢氏指數監測儀。

(5) 腦血氧濃度儀。

（3）神經肌肉傳導的監測儀（NMT）

原則上，神經肌肉阻斷劑的使用，是麻醉醫師依據病人手術需要的鬆弛程度來給藥，一般只能靠麻醉醫師的「經驗」來決定。然而實務上，有些病人因為肝腎功能不佳，恐會影響藥物作用的時間，所以在給藥時可能會過量，造成麻醉恢復時間延長；有時候，麻醉醫師會因為病人不能動的「睡眠假象」，而減少給予安眠劑及止痛劑，反而導致「手術中的甦醒（Awareness）」情形發生，造成病人術後的身心創傷。

以上不論是給藥過量或不足，都會影響手術的進行。所以，利用NMT 測量（圖 3-16）儀來監測肌肉鬆弛程度，以做為給予神經肌肉阻斷劑的標準是非常重要的。因為適度的神經肌肉阻斷劑給藥，才不會引起麻醉藥劑量的誤判。

其監測方式是在手尺神經上（圖 3-16），給予連續四次的電刺激（Train-of-four，TOF），以誘發大拇指抽動（Twitch）的數目來決定病人肌肉的鬆弛程度（抽動 4 次表示正常；3 次表示有 85% 的神經肌肉阻斷；2 次表示有 90% 的神經肌肉阻斷；1 次表示有 95% 的神經肌肉阻斷；0 次表示神經肌肉 100% 阻斷）。

在一般手術中，TOF 只要維持在 1 次抽動，就可以提供外科手術足夠深度的肌肉鬆弛效果；但如果是進行腹部手術，則需要較高的肌肉鬆弛程度。所以，會採用 100% 的肌肉鬆弛效果（0 次抽動）。

神經肌肉阻斷劑的功效，只是進行神經與肌肉交界的訊號阻斷，

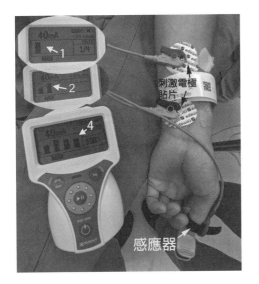

圖 3-16，手尺神經的電刺激產生大拇指的抽動：圖左下的「4 次抽動」，表示功能正常；圖左中「2 次抽動」表示 90％ 的神經肌肉阻斷；圖左上的「1 次抽動」，表示 95％ 的神經肌肉阻斷作用。

影響神經傳導的進行，並且造成包括骨骼肌及呼吸肌在內的肌肉麻痺。正因為如此，才需要藉由呼吸機來協助病人呼吸，直到呼吸功能完全恢復為止。目前國外死刑犯在行刑前，也會施打大量的神經肌肉阻斷劑，並且不提供協助呼吸的設備，最後讓死刑犯產生呼吸麻痺的缺氧而死亡。

　　總而言之，這些監視系統為每一位進行手術病患的麻醉安全把關，它們除了監測病人重要的生命徵象（包含心肺及腦功能）外，更可以確認正確的氣管內插管位置，以及防止麻醉機呼吸迴路的意外脫落，導致病患發生缺氧的危險。在此同時，也可以監測病患足夠的麻醉深度（表 3-4），以提供麻醉醫師最精準的麻醉給藥，避免因為藥物過量或藥量不足，導致「手術中甦醒（Awareness）」的情形發生。實際上，麻醉醫師必須在麻醉中隨時緊盯著這些參數的變化，隨時進一步調整麻醉藥物劑量，確保麻醉的深度及安全性，達到「優化麻醉」，也就是「精準麻醉」的終極目標。

表 3-4 麻醉狀態的分級和深度

狀態分級	麻醉深度
輕度鎮靜（Anxiolysis）	病人有昏睡感覺，對言語指令仍能維持立即反應。
中度鎮靜 （Conscious Sedation）	病人有昏睡感覺，且需要他人呼叫或碰觸，才會有所反應；此時，病人能有自發性呼吸能力，也不需要進行輔助呼吸。
深度鎮靜 （Heavy Sedation）	病人完全昏睡，對疼痛刺激有反應，但不能自發性呼吸，需要呼吸輔助工具，以維持呼吸功能。
麻醉（Anesthesia）	無意識、無法動彈、無痛覺且無記憶。

正由於鎮靜或麻醉分級程度是「動態的」，也就是會因人或情況的不同而隨時變動。因為，同樣一種麻醉藥和劑量，就算在同樣的病人，卻是不同情況下使用，也可能產生不同的麻醉深度。舉例來說，病人可能會因為手術禁食，或是清腸、灌腸而呈現「脫水」狀態。如此一來，就會造成血液中麻醉藥的濃度變高，使得麻醉深度加深。

雖然因為有各種機器的監控，對病人來說安全性是提高了，但我想說的是，機器是無法改變病人本身的狀態的，這些機器只能幫助醫師提早知道病人身體的狀態，「至於人，才是重點，機器只是輔助。」所以，麻醉中有良好的監測系統，當然是保障麻醉安全最重要的「把關者」，但是「麻醉醫師」仍是整個監測系統中最重要的「守護神」角色。

也就是說，麻醉醫師除了隨時觀察，並使用各種監視器來監測病人麻醉狀況和麻醉深度，以配合手術的進行外，更得在發生突發狀況時，有一定能力及設備進行快速處理與因應，才能保障病人之安全。

機械故障導致病人缺氧，麻醉風暴難掌控

其實，只要是在合格的麻醉專科醫師小心執行下，麻醉可說是安全的。當然，過去也曾在麻醉中發生缺氧之類的突發狀況。原因主要有二，一是「病人本身因素」，例如原本就是「困難插管」的病患；另一個原因則可能與「麻醉機故障（Malfunction）」有關。

事實上，現代的麻醉機多半已電腦化及資訊化，藉由電力來維持監控的重要機器，以及擔負起監視器的功能。所以一旦機器發生故障，病人的風險當然就會提高，這也是定期維修、保養與汰舊換新麻醉機，成為麻醉科醫師主要工作項目之一的原因。此外，麻醉專科醫師每次使用麻醉機之前，都要預先做好功能測試，再三確認呼吸迴路的通暢，沒有漏氣或堵塞的現象，確保在麻醉時，氧氣及麻醉氣體能安全的灌輸到病人體內。

個人從事麻醉專科醫師的工作長達四十多年，早期，麻醉機的流量計共有氧氣、笑氣和空氣三種獨立開關（圖 3-17），所以當時曾經發生過，麻醉結束並開始催醒病人時，誤把笑氣當氧氣用（錯把氧氣關閉），造成病患缺氧致死的情形。但是這種錯誤如今已經不可能再發生了，因為現在麻醉機早已不再使用笑氣，而流量計就只有一個氧氣開關，自然不會再有「誤用笑氣當氧氧」的憾事發生。且現在的氧氣流量表，無法全部關閉（最少有 20% 的氧氣濃度的「防呆機制」），加上現在的麻醉機會在中央氧氣供應失調時自動進引空氣（濃度 21% 的氧氣），可說相當安全。

所以說，「工欲善其事，必先利其器」，就像飛行員在起飛前，既要做好各種儀器功能正常的測試，同時也要注意外面的氣象的變化，是否符合飛安規定？麻醉專科醫師也是一樣，除了要確認麻醉機的功能

正常外，更要評估病人的身體狀況，是否能夠進行安全的麻醉？整個過程必須謹慎小心，絲毫不能有差錯，因為確保麻醉安全，就跟確保飛行安全同樣重要（圖 3-15）。

2. 麻醉藥物副作用降低

現代麻醉安全性提高的原因，也與「麻醉藥物副作用相對減少」有關，可以這麼說，我們早已遠離 18 世紀只用乙醚進行麻醉的時代。而新一代研發的麻醉藥物，不論是吸入麻醉藥物、靜脈麻醉藥物、止痛劑或神經肌肉阻斷劑，都在朝向理想的藥物動力學（Pharmacokinetics，簡稱 PK，研究藥物在有機體的影響下所發生的變化及其規律）發展，已經能夠讓病患的嘔吐、噁心、頭痛、過敏等副作用相對降少許多。

此外，「藥物給予方法的進步」實在貢獻良多。現在麻醉藥物的給予，可以藉助電腦智慧管控，也就是利用「電腦標靶控制輸注（Target

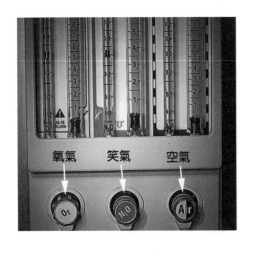

圖 3-17、早期麻醉機上的流量表，O2 為氧氣、N₂O 為笑氣、Air 為空氣。

Controlled Infusion，TCI」模式的「個人化精準給藥」。其運作方式是：以藥物動力學為基礎，設定病人血中或腦中所需的藥物濃度，再由電腦根據藥物動力學原理，自動控制輸注的速率，以自動達到藥物（安眠或止痛藥物）預期標靶的濃度（圖 1-1）。

由於，麻醉醫師可用「最適量的劑量」讓病患達到足夠的麻醉深度。如此一來，麻醉藥物的副作用隨之減少，也縮短了病患的麻醉恢復期，提升麻醉的品質與安全。同時，術後的止痛，也可藉由病人「自控」的模式，達到更人性化的止痛作用，既減少病人的恐懼及憂慮，也可加速手術後的恢復。（圖 4-3）。

3. 台灣的麻醉風險有效降低

根據衛福部 2012 年的報告指出，我國人口群的麻醉相關死亡率為百萬之 0.17，只不過是美國相關數字的 0.15 倍而已，表示經過多年的努力，風險相對降低許多。當然，儘管在制度及設備方面，麻醉安全已全面提升。但是對於日益成長的手術量及手術室外麻醉量，未來仍需進一步增加現有麻醉專科醫師的人力，這才是目前維護麻醉安全最重要的課題。

根據「世界麻醉醫師學會（WFSA）」在 2017 年發表的一篇報告—《面對手術而無麻醉醫師》（Imagine：Facing Surgery without an Anesthesiologist on Hand）中指出，麻醉醫師人數除歐美先進國家，如美國、德國、瑞士外，其他國家都是不足的，特別是非洲、部分的亞洲及拉丁美洲等國家，麻醉醫師的人數更嚴重不足。這反映出的結果是：其麻醉死亡率，是歐洲先進國家的 1,000 倍（表 3-5）。

表 3-5 WFSA 統計世界各國每 10 萬人麻醉醫師人數

國家	每 10 萬人麻醉醫師人數
美國	20.82
德國	30
瑞士	54.22
蘇俄	20.91
加拿大	12.42
墨西哥	6.42
中國	5.12
泰國	2.45
印度	1.26
非洲及部分拉丁美洲國家	<1

資料來源：WFSA 2017

　　因此，世界麻醉醫學會建議，雖然許多國家有訓練麻醉護理人員，但由於訓練程度不一，加上它是屬於「非醫師（Non-physician Provider）」人員，可能無法面對複雜手術的麻醉需要。所以，建議每 10 萬人口中，至少有 5 位麻醉專科醫師。

　　以目前台灣 2,400 萬人口而言，國內麻醉專科醫師的人數顯然是不足的。因為截至 2011 年，衛福部所核發的麻醉專科醫師證書人數是 1,027 人，但實際從事臨床麻醉工作，約只有 800 人左右。理論上，台灣 2,400 萬人口，至少需要 1,200 位麻醉專科醫師才行。

　　目前，雖然衛福部已經正式比照內、外科專科護理工作，正式設立麻醉專科護理師證照，以協助麻醉專科醫師從事麻醉業務。但由於衛福部為急診、外科、兒科、婦產科等「四大皆空」科都調升了健保給付，

鼓勵年青醫師投入急診、外科、兒科、婦產科行列，卻獨獨沒有對麻醉給付進行大幅調整。

目前，給付最高的插管全身麻醉是 3,917 點（以 2 小時計）、半身脊髓麻醉 2,396 點（以 2 小時計）、硬膜外腔麻醉 3,515 點（以 2 小時計），而麻醉評估則只有給付 180 點。且這些給付都是依「點值計算」，並非「1 點 1 元」，而是經健保核扣健保點值結算，在七折八扣之下已所剩無幾。

更何況，現今麻醉給付是採「包裹給付（內含麻醉藥物及耗材等）」，也不論病人的風險等級，給付點數完全一樣。例如脊髓麻醉不論是對於 90 歲，又有多重疾病的高齡者，或是一般年輕人，就算風險天差地別，但給付點數一律是 2,396 點。再加上健保實行「住院診斷關聯群支付制度（DRG，簡稱「看病套餐制」）」，每一個手術都有一個「套餐價」，裡面包括了所有一切費用，像是住院天數、用藥、手術費、麻醉費等，所以，一般進行下半身手術時，醫療院所為了整體利潤，都會選擇給付金額最少（給付 2,396 點）的脊椎麻醉，反而捨棄硬膜外腔麻醉（給付 3,515 點）。甚至，如果病人因害怕半身麻醉心生恐懼，也不願選全身麻醉（給付 3,917 點）。如此一來，這對病人也不是很公平。

因此，提高適當麻醉給付或改變 DRG 制度，把麻醉費另外分出，以達到「以病人為中心」的麻醉照護，才能鼓勵更多年輕人投入麻醉行列，邁向先進國家的標準，也就是落實「病人有選擇麻醉的自主權」。

總的來說，不論讀者心裡對麻醉充滿了多少恐懼，我們台灣每年有超過 150 萬例的手術需要麻醉，只要在手術前與麻醉醫師進行充分溝通、討論、了解整個麻醉過程，麻醉專科醫師都會盡力為大家擬定完善的麻醉計畫，再根據可能的風險，準備足夠的監視器系統，確保整個麻

醉過程的安全，促使手術順利完成。

　　我想再次強調，我們已遠離了 18 世紀的乙醚麻醉時代，經過這一百多年來的發展，麻醉醫學也成為一門獨立的醫學專科領域，還有不同的次專科麻醉（當然，背後還有一整個麻醉團隊的支援與協助），能夠提供病患不同的麻醉照護。雖說現代麻醉比過去時代安全，但不代表就無風險存在，許多麻醉次專科的參與照護，提升了麻醉安全，但不成比率的外科增長，尤其是複雜的大手術及年老者的手術，麻醉每日都要面對著它。總之，麻醉品質及安全有賴病人、麻醉醫師，以及政府衛生政策的相配合。

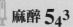 麻醉 $5_4{}^3$

麻醉後無法醒過來，這會是真的嗎？

　　執醫多年來，真的非常少病患會在手術後無法醒來。我曾看過一份報告，顯示一位糖尿病患因血糖過低而在手術麻醉後昏迷，這也是為什麼糖尿病患者在手術中，麻醉醫師必須定時檢查其血糖濃度，避免血糖太多或太少的主要原因。

　　當然，過去也有零星報告指出，少數開心手術中，因為氣栓（Air Embolism）跑到腦部形成堵塞，也可能造成病患術後長期昏迷的案例。另外，有些神經手術後，病患顱內再出血，也會造成術後昏迷。所以，重點是如果及早發現病人的這些問題、早期治療，就能避免手術後「醒不過來」的風險。

Chapter 4
手術後：止疼照護

因為醫療需求，有時必須動手術，而不論手術的複雜程度是什麼，透過藥物或技術來進行麻醉，已是醫學界的常態；只是疼痛既會造成身體負擔，同時也會使人產生負面情緒，如何有效減輕手術後的疼痛，是醫病雙方應該共同面對的問題。

醫療科技的發展，醫界有很多方法可以處理病人的疼痛問題，如何度過手術後的不適或傷口疼痛，這將是本章節要逐一告訴讀者的重要內容。

4-1 麻醉恢復

手術一結束,麻醉藥就會停止輸注,以便讓病人快速甦醒(可張開眼睛)。但這個時候,病患的氣管內管尚未拔除。由於血中仍有餘留的肌肉鬆弛劑,麻醉醫師會使用拮抗劑,讓病人的肌肉強度恢復到正常收縮功能後,才可以拔除氣管內管。之後,把病人送到恢復室,以便進一步從麻醉中恢復……。

　　當手術即將結束,由於病人的疼痛刺激變小,麻醉醫師的麻醉給藥量就會隨之減少。基於「精準給藥」的原則,現在麻醉醫師習慣施行的靜脈輸注,多半是使用短效安眠劑 Propofol 及短效的止痛劑 Ramifentanil。對於大部分的人來說,麻醉後 24 小時內,所有麻醉藥物會從身體完全排除,唯有少數人需要較長時間,例如肝、腎功能不佳者,則需要更長的時間來排除代謝。

　　而由於麻醉藥短效作用的關係,只要病人的生命徵象穩定,經麻醉醫師評估後就可以從恢復室,轉出到普通病房繼續照護。而在恢復室裡,繼續監視其生命徵象的時間通常約 2 小時(半身麻醉 1 小時),目的是幫助病患度過麻醉後的危險期。有時候,由於手術複雜度的差異,病人可能會有手術後出血或引流管量增加的問題,這便需要再次進入手術室處理。有些人則是在恢復過程中,會產生焦慮及譫妄,這也需要耐心照顧及鼓勵,必要時,麻醉醫師可給予藥物治療。

　　良好的恢復室必需具備生命徵象監視儀,還有經過訓練的護理人員值班,隨時處理病人麻醉後的常見問題,像是疼痛、發冷、發抖、噁

心、嘔吐或膀胱膨脹等。有些病人因為無法自行解尿，必要時還得給予病人誘尿或導尿。

麻醉恢復的後遺症

簡單來說，麻醉恢復後的後遺症會依「全身麻醉」與「半身麻醉」而有所不同。而全身麻醉的後遺症又可再細分「身體」與「精神」二大方面。

1. 全身麻醉的後遺症

有時病患在術後會可能出現噁心、嘔吐（容易發生者為女性、使用鴉片類止痛藥、有嘔吐病史，還有施行腹部手術時最容易發生。一般只要使用止吐藥物，就可達到預防或緩解的效果）、頭暈、嗜睡、無力（原因可能來自於神經肌肉阻斷劑的使用）、聲音沙啞（可能是因為氣管內插管的關係）、排尿困難、身體部位局部壓瘡（特別是長時間手術所造成）。但是，上述手術麻醉後的不適狀態，大多都是短暫性的，隨著麻醉藥效逐漸褪去，病人的不適感就會漸漸消失。

至於「術後頭暈」，又可分為以下兩種：

（1）一般急性頭暈

少數病人會出現頭重腳輕、昏昏的感覺，並且走路不穩，一副就像剛睡醒的模樣。一般這種急性頭暈，只要休息一下就可恢復。當然，如果合併有貧血、降血壓藥物引起的血壓下降，或是因自律神經失調等原因，就要找出原因後再給予治療。

（2）眩暈及暈眩，術後噁心及嘔吐（PONV）[1]

至於有些病人會覺得天旋地轉，還有「眼震動（眼球不自主運動）」的現象發生。病人之所以發生此一現象，可能是由於老化、罹患糖尿病、本身就有血管硬化的病史、前庭系統失調（大腦「前庭」就好像人體的指南針，它負責調節人體的方向感），或因梅尼爾氏症（Meniere's Disease）合併有頭暈、冒汗、天旋地轉及嘔吐的暈眩。這種頭暈是陣發性且沒有預警，每次持續 20 ～ 30 分鐘或 1 ～ 2 小時。梅尼爾氏症被認為與內耳淋巴水腫有關，有時會發生偏頭痛的現象。

急性頭暈或眩暈發作時，處置的方法與 PONV 治療一樣[1]，可使用抗暈藥及鎮靜劑、抗組織胺劑等治療。此外，按摩太陽穴及內關穴，也有助於症狀舒解。如有梅尼爾氏症，可先請耳鼻喉科醫師協助，畢竟噁心及嘔吐是一種令人難以忘懷的另類痛苦，會增加病人術後不適的感覺，嚴重時，還會造成病患脫水、電解質不平衡，甚至產生吸入性肺炎、無法進食，進而影響手術後的體力恢復。

一般來說，PONV 的發生與下列三種因素有關：一是與病人自身有關。特別是患有動暈症（Motion Sickness）、眩暈症（Vertigo）的患者，或過去曾有暈車、暈船現象者。其他如女性或曾有嘔吐病史者，也容易發生 PONV。其次是麻醉因素，麻醉藥中特別是鴉片類止痛劑，最容易產生 PONV。甚至還有病人因為怕有 PONV，寧可忍受疼痛之苦，也不願使用鴉片類止痛劑。最後則是與手術種類有關，例如眼科、耳鼻喉或腹部手術，都比較容易產生 PONV。此外，長時間的腹腔鏡手術，因要

1.PONV 是 Postoperative Nausea and Vomiting 的簡稱，是醫學上常用的名詞，指手術後 24 小時內所發生的噁心及嘔吐現象。根據統計，手術後約有 20 ～ 30% 的病人會出現這種現象。

將二氧化碳注入腹腔使之膨脹，以利手術的進行，所以，也比較容易引起 PONV。

我個人認為，一般病患也不用特別擔心 PONV 的問題。因為目前已經有以下幾種預防及治療的方法：

首先，對於高危險群患者，麻醉科醫師可先給予皮質類固醇藥物，以做為預防之用。通常在發生 PONV 時，只要給予止吐藥物就可解決；但是對於較嚴重的 PONV，目前也有嘔吐神經傳導物質（Serotonin）的拮抗劑、Ondansetron 及長效的 Aloxi（自費 800 元）可以給予治療。如果你屬於 PONV 的高危險群，記得要提醒麻醉醫師，請他儘量避免使用鴉片類止痛劑。術後也建議利用按摩內關穴（圖 4-1）的方式，進一步達到止吐的效果。

此外，除了身體方面，還有精神方面的全身麻醉後遺症需要注意，病患通常可能會出現以下三種現象。

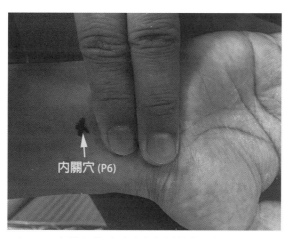

內關穴 (P6)

圖 4-1，內關穴位置（手掌內側橫紋 3 指幅處）

（1）手術後認知功能障礙現象（Postoperative Cognitive Dysfunction，POCD）

這種現象比較容易發生在接受重大手術，或術前似有失智現象的高齡病患身上。1955 年，Bedford 的第一份報告便指出：「會在手術麻醉後發生 POCD 的對象，除了自身因素，多半是由於麻醉或手術『壓力』所導致」。所以 Bedford 建議，不妨透過術後止痛來減少病患的壓力（由此可見術後止痛的重要性）。此外，安靜的手術後環境以及家屬的陪伴，都能幫助患者儘早下床活動，必要時若有精神或心理醫師介入協助，都將有助於避免 POCD 的發生。

（2）短暫的手術後譫妄症（Delirium）

短暫手術後出現譫妄症，多半是因為病人在甦醒時，大腦意識狀態會急速改變，進而產生語無倫次、胡言亂語的現象。這種情形最容易發生在失智或躁鬱症患者身上，主要的誘因在於對住院或加護中心、周遭環境及醫護人員感到陌生、心生恐懼。譫妄不是精神疾病，而是對疼痛或手術時，心理或生理的壓力所造成。嚴重時，甚至還會發生攻擊護理人員的事件（請見「『這群人尼克』動鼻子手術，醒來麻醉未退，失控打護理師」的新聞報導）。

手術後的譫妄特別容易在手術的高齡病患身上發生，所以，細心及有經驗的麻醉醫師，通常會特別仔細評估病患在麻醉後，發生譫妄的可能性，一方面可以及早剔除可能發生的原因，另一方面，也不妨適時給予鎮靜劑來解決問題。

（3）加護病房症候群

這是因為病患術後住在加護病房內，不但日夜感覺失調，也會受

到環境密閉的影響而產生恐慌，造成病人精神錯亂。

　　以上三種症候群，都會導致高齡患者產生沮喪（Depression），甚至降低求生慾，進而導致病患的死亡率增加。所以，手術前病患的精神狀況評估，還有術前、術後心理狀態的支持，提供現實導向的認知活動（包括家人照片的呈現、親人的陪伴及慰問等），都可以減少以上三種症候群的發生率。當然，病人術後營養、電解質、水份的補充，以及血糖的維持，也是有效的預防方法。尤其對於高危險群的病人，更要適度地給予特別照護與防範，病人家屬的陪伴也絕不可少。

2. 半身麻醉的後遺症

　　半身麻醉後可能出現的後遺症，包括短期的尿滯留，以及可能的頭暈或頭痛。在「頭痛」方面，一般半身麻醉時會使用細小穿刺針，所以，引起術後疼痛的機會極低。只有採用硬膜外麻醉，才有可能會不幸引起意外硬膜穿刺（Accidental Dural Puncture）後的頭痛。其症狀為起身坐起來會感到頭痛加劇，症狀通常在術後第一至第二天之間發生，主因是腦脊髓液經由穿刺孔漏出，導致腦壓降低，使得腦膜血管和腦神經受到牽扯所致。

　　而這種頭痛的治療方法就是平躺、口服止痛劑，並給予靜脈輸液，只要增加腦脊髓液，就可以紓緩頭痛症狀。另外，也可透過「硬膜外血液墊片」（Epidural Blood Patch，EBP）進行治療。其做法是抽取病人自體血液 20 cc，以 30～60 秒的時間注入硬脊膜外腔，藉以形成血液貼布，防止脊髓液的繼續外漏（圖 4-2），以逐漸舒緩疼痛症狀。

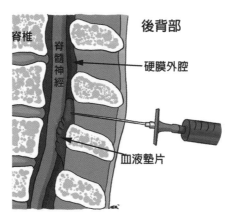

脊椎　　脊髓神經　　後背部

硬膜外腔

血液墊片

圖 4-2，硬膜外血墊片

麻醉 $5_4{}^3$

病人拔管後，通常會產生哪些副作用？

　　氣管插管除了在手術麻醉中幫助病患通氣、呼吸、維持氧氣的供應外，便於進行深部支氣管的抽痰動作。麻醉結束後，當神經肌肉功能恢復，病患有足夠的自主呼吸能力時，再將原本的氣管內管拔除（也就是所謂的「拔管」）。

　　不過，有些病患在拔管後，由於長時間的放置或困難插管的操作，有時可能會有短暫的喉頭不舒服，或是喉嚨痛、沙啞等現象。這些，都可能由於喉頭水腫（Laryngeal Edema）所導致，一般幾天後便會消失。這種問題可以使用類固醇吸入劑來加以治療，假設情況嚴重，病人有可能聲帶受損，此時，也可徵詢耳鼻喉科醫師的協助來妥善治療。

4-2　手術後的疼痛控制：自控式止痛法（PCA）

手術後的疼痛可能會造成病人生理及心理上的不良影響，進而產生負面的情緒反應，影響手術後的健康恢復。所以，如何協助病人止痛、舒緩情緒，已成為手術後的重點照護項目。而一般術後止痛藥有口服、肌肉注射及靜脈止痛劑三種，必須依賴護理人員給藥。

　　醫界目前有一種新一代病患「自控式止痛法」（Patient Controlled Analgesia，簡稱 PCA），可以說是術後止痛的最好方法。它的最大優點在於：是以病人為中心的病人自己控制給藥（圖 4-3）。簡單來說就是麻醉科醫師先將止痛藥配製好，病人於術後，再根據本身的疼痛感覺，輕壓手上的按鈕來止痛。機器上的電腦接到指令，就會將醫師原先設定好的止痛藥物注射到病人體內，達到止痛效果。如此一來，病人完全不需要經由護理人員協助給藥，便能隨時依照自己的感覺來控制，輕鬆止痛。

　　PCA 給藥有兩種途徑，一是經由靜脈注射；另一種則是硬膜外腔的注射。前者（靜脈注射）可能會有全身的副作用，包括嗜睡、全身發癢、嘔吐、腸子蠕動變慢等副作用；後者（經硬膜外腔給藥）副作用相對較少，且可進行身體局部區域的止痛，不會影響整個身體的運動功能，讓病患能夠早期下床活動。以胸腔外科手術為例，硬膜外腔注射PCA，可將止痛效果控制在胸腔部傷口位置，讓患者在術後可以深呼吸（因為胸部傷口疼痛而不敢大力呼吸，會進一步造成肺部塌陷，影響肺部功能。甚至，還有可能產生手術後肺炎併發症）。

以上腹部手術為例，硬膜外腔注射 PCA 可將止痛作用，限制在上腹部傷口附近，讓病患可以及早下床活動、增加腸子蠕動。如此一來就可以早期排氣，減少術後恢復時間。只不過，雖然硬膜外腔注射 PCA 技術的止痛效果較為理想，但技術上較為困難，必需依賴經驗豐富的麻醉醫師才行。

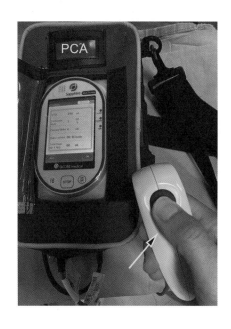

圖 4-3，自控式止痛法（PCA）：箭頭指病人可自行控制給藥。

麻醉的止痛照護

現代人因為工作壓力大、焦慮、疲勞、失眠、過勞及壓力，進而引起肌肉疼痛，久而久之便成為了慢性疼痛。事實上，這些慢性疼痛也是自律神經失調的一環，且大部分病患都在精神科或神經內科看診，長期服用抗焦慮、抗憂鬱的藥物。

自律神經失調可利用「自律神經檢測儀（Heart Rate Variability，

HRV）」來檢測心率變異，分析自律神經平衡的狀態。如果是因為交感神經活性增加，或副交感神經活性降低所造成的慢性疼痛，病患可服用不同的藥物來治療。

但是，除了藥物治療外，我建議有此慢性疼痛困擾的病人，一定要找出失調原因，先將壓力及焦慮透過適當休息、運動或改變工作環境等方式來紓解。因為根據我個人的經驗，病人必須先排除自律神經失調的原因（全身性原因，可用「專業版自律神經分析儀檢測」。自律神經檢查儀是藉由「心律變異（HRV）」運算所產生的數字，來推估交感及副交感神經的失調狀態，以做為生活中壓力大小的參考。如果交感神經活性增加，代表「過度焦慮及亢奮」；如果副交感的活性降低，則代表「憂鬱或疲勞」，病人容易有疼痛的感覺），醫師再給予疼痛治療（局部），才能確保效果。

在排除自律神經失調後，如有任何疼痛問題，麻醉醫師可給予疼痛控制，以免造成慢性疼痛。當然，兩者可能互相影響而惡性循環。所以，慢性疼痛問題，確實有賴包含精神科或神經內科醫師等醫療團隊一起合作，才能有效協助病患治療疾病。

麻醉 $5_4{}^3$

「疼痛門診」到底在做（看）什麼？

現階段，許多醫院都設有「疼痛門診」或「無痛整合門診」，由疼痛專科醫師看診。包括慢性疼痛（例如下背痛、肩頸酸痛、退化性關節疼痛）、癌症疼痛、神經阻斷控制疼痛等都是。然而，急診疼痛多半屬於「病理疼痛」，例如下腹部、腹部疼痛，可能由腹膜炎或器官破裂所導致；胸部疼痛可能來自於心肌梗塞或主動脈破裂；頭痛可能因中風、顱內出血所引起的腦壓增高……。上述這些疼痛都是屬於致命的疼痛，理應急診立即診斷、立即治療，這就不是一般疼痛門診治療的範圍，而是屬於「急診」業務了。

Chapter 5
特定族群的麻醉 QA

醫師在進行醫療程序時，很多時候都需要透過麻醉方式，讓病人感到睏倦和鎮靜，確保病人在治療過程中的合作和放鬆，甚至靜止或麻醉。也因此，針對各種不同特定族群，便會有不同形式的麻醉方式出現，如全身麻醉、半身麻醉、局部麻醉及監測麻醉等，麻醉科醫生會根據病人的情況採用不同形式，以達至順利施行檢查或手術的目的。

醫師究竟如何為特定族群選擇適合的麻醉方式？本章節特地挑出以下三大類，來為大家簡單說明麻醉時應該注意的重點。

5-1 懷孕婦女

孕婦若要接受手術麻醉，則須注意某些麻醉藥物，會經由胎盤循環進入胎兒體內。麻醉醫師在手術中，除了小心調整藥物劑量，也需留意氧氣的輸送，避免胎兒缺氧。

孕婦狀況比較特殊，臨床上還是需要依個案來考量。成功的危機處理，有賴麻醉醫師、婦產科醫師、孕婦及其家屬間充分的溝通與配合。

Q 我懷孕了，適合做全身麻醉嗎？

A：雖然麻醉藥物不會對人類產生致癌性，也不會造成胎兒畸形（但懷孕前 3 個月的前期風險較高，最好避免進行全身麻醉），但在懷孕期間進行手術和麻醉，都會增加流產、早產及可能造成嬰兒死亡的風險。

Q 在懷孕前 3 個月（懷孕第一期）進行麻醉，安全嗎？

A：在懷孕前 3 個月，嬰兒的器官及四肢開始成形。如果妳有「麻醉有可能會影響胎兒器官發育」的顧慮，我會建議儘量將一般常規手術延到生產後，或懷孕的中期（此時的手術或麻醉藥物，通常不會對胎兒有不良的影響）。

Q 孕婦適合使用哪種麻醉方式？

A： 脊髓和硬膜外腔麻醉最常被使用，也常用於剖腹生產及手術。

Q 懷孕時去進行牙科治療，可以麻醉嗎？

A： 牙科治療在懷孕期間，最好選在懷孕第二期（懷孕 12 ～ 24 週）。但如果有嚴重牙齒感染，當然就只能立即治療。

Q 懷孕期間發現有顱內血管瘤，如何做麻醉處理？

A： 婦女若患有顱內血管瘤，在懷孕期間，血管瘤會逐漸變大，特別是在懷孕第三期（懷孕 24 週以後）時，由於荷爾蒙改變及循環壓力的關係，以及心搏出量及血量的增加，最易產生血管破裂。

　　一旦顱內血管破裂並引起顱內出血，就會發生像中風一般的結果。假如媽媽顱內出血，將影響胎兒的生存。目前緊急處置法是：可利用血管內介入治療，使用線圈（Coiling）堵住破裂的血管瘤後，再做緊急的剖腹手術。且剖腹手術將採用「硬膜外腔麻醉」或「脊髓麻醉」的方式，可在產程中減少因子宮收縮而引起的疼痛，降低血管瘤內的壓力。

5-2 小嬰兒或胎兒

新生兒尤其是早產兒，因為器官還在發育階段，故其生理變化不能以成人等比例縮小來計算，對麻醉藥物的反應也與成年人不盡相同。此外，新生兒的呼吸道窄小、肺部容積小，所能容忍的缺氧時間也較短，麻醉時容易出現呼吸停頓的現象，麻醉專科醫師都得非常小心謹慎。

Q 小嬰兒會有疼痛感覺嗎？

A： 在 1980 年以前，醫界普遍認為小嬰兒的大腦內疼痛感受體（Pain Receptor）發育未全，不會有疼痛的反應。所以早期小嬰兒出生數日內所進行的包皮手術，通常都是在清醒、無麻醉之下進行。更何況那時醫界也認為，安眠藥、止痛藥對於小嬰兒來說是「弊大於利」。

但直至2015年，牛津英國小兒神經科學家Rebecca Slater首度利用「功能性的核磁共振（FMRI）」成像研究，確定小嬰兒在受疼痛刺激後，大腦所呈現的疼痛區（紅色，圖 5-1 之 B），幾乎與成年人的反應一樣（紅色，圖 5-1 之 A）。研究更發現，小嬰兒對疼痛的反應，甚至比成年人更加敏感。所以近年來小嬰兒在施行包皮手術前，都會給予止痛軟膏塗抹來止痛，以免對小嬰兒將來的成長行為，造成不良反應。

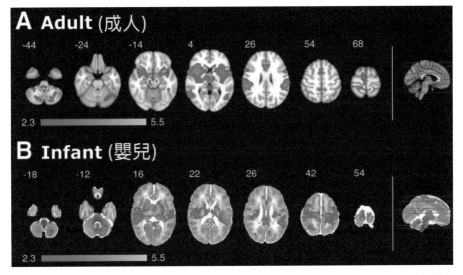

圖5-1，牛津英國小兒神經科學家Rebecca Slater的功能性核磁共振研究（A是指「成人」，B是指「嬰兒」）。

Q 幼兒若需進行手術麻醉，幾歲時較佳？

A：如果不是緊急的急診手術，建議可以延後到 3 歲後較佳。

Q 小嬰兒進行全身麻醉，安全嗎？

A：小嬰兒開始有手術麻醉，最早開始於 1904 ～ 1905 年。到了 1940 年時。累積數十年小兒麻醉經驗的 Dr. Ecoard Summer，集結多年心得成書《新生兒及小兒麻醉》。到了 1970 年，因為小兒手術更為複雜，開始出現小兒心臟麻醉手術；1972 年時，更成立了小兒加護病房（PICU）。

直至今日，小兒手術麻醉的數目已超過百萬名，範圍也涵蓋了小

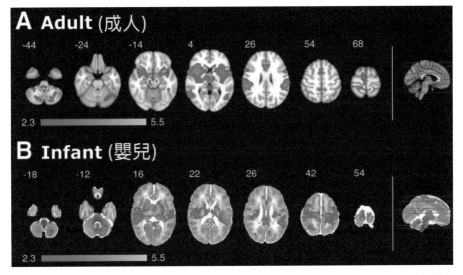

兒一般麻醉、小兒心臟麻醉（圖5-2、圖5-3），以及小兒神經麻醉（圖5-4）。在此同時，加護病房除了小兒PICU外，還有新生兒早產兒加護中心（NICU）。

　　整體來說，經過百年來的努力、精益求精，小兒麻醉不論在學術理論、麻醉技術、監視系統、術後照顧（含PICU）方面都有長足進步。因此，現在全身麻醉對小嬰兒來說都是安全的，健康兒童直接因全身麻醉而死亡的風險極低。

　　只是由於小嬰兒個體小，對各種藥物、水份補充的耐受性小，所以在全身麻醉過程中，仍需非常小心照護。尤其對於有過敏體質的嬰、幼兒來說，術前更要仔細評估，以免造成意外。

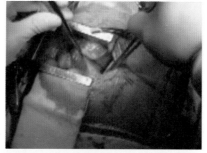

圖5-2，3個月小兒做心室中膈缺損手術

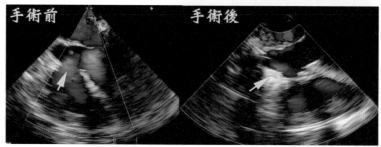

說明：A、手術前經食道超音波影像，顯示心室中膈缺損（箭頭處）。
　　　　B、手術後經食道超音波影像，顯示修補完成（箭頭處）

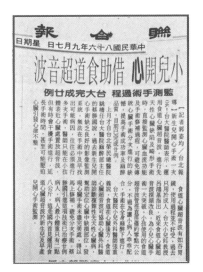

圖 5-3，作者在台大醫院首創先例，將經食道心臟超音波運用在小兒（病人最小體重只有 2.5 公斤）開心手術上的新聞報導（1997 年 9 月 7 日《聯合報》）。

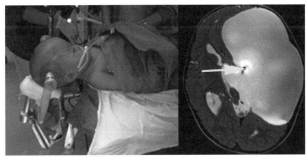

圖 5-4，6 個月的小兒做腦蜘蛛網膜囊腫（右圖電腦斷層箭頭處的白色顯影部分）外科手術。

Q 小嬰兒可以施行半身麻醉嗎？

A：早在小兒全身麻醉還未發展完全的 1989 年，Dr Bier 就已開始進行兒童的半身麻醉。既然小嬰兒都可以做全身麻醉了，在兒童身上做半身麻醉，當然也是安全的。但是，必須在鎮靜及無痛之下才能進行，且限於下腹部手術。

一般兒童半身麻醉的做法，是利用 25 ～ 27 號脊髓針，從第四、

五腰椎間，注射濃度 0.5% 的局部麻醉藥 Bupivacaine，劑量是每公斤體重 0.4mg。半身麻醉通常適用於下肢或下腹部的短時間手術。但如果兒童不能配合手術醫師的指示，就必須提前給予安眠藥（Ketamine，並採靜脈衝注射，劑量是每公斤體重 1mg）或止痛藥。等到兒童睡著後，才能安全的側身，並進行半身麻醉。

有醫師認為幼兒在半身麻醉前的準備工作，無異是做了一個全身麻醉。另一方面，由於國人擔憂兒童時期做半身麻醉會「傷到龍骨」，影響未來的發育，所以許多家長都很難接受這種半身麻醉方式。目前在全身麻醉手術之後，一般都會給予尾椎硬膜外神經阻斷術（Caudal Block），做為術後止痛之用（圖 5-5）。

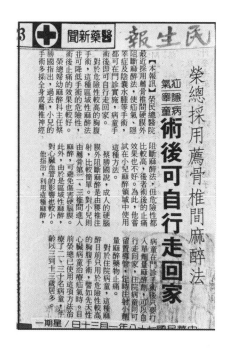

圖 5-5，作者在榮總採用薦骨椎間麻醉法（尾椎硬膜外神經阻斷術）的新聞報導（1989 年 1 月 31 日《民生報》）。

Q 全身麻醉是否會影響小嬰兒大腦未來的發展？

A： 有人也許會擔心，全身麻醉後會發生暫時、可恢復的「意識喪失（Reversible Loss of Consciousness）」的情形，這樣會不會影響病人日後的記憶力？

　　大腦裡的海馬迴體（Hippocampus），是負責記憶功能的地方。麻醉藥藉調節 r- 丁氨基酸受體（GABAᴀ），抑制神經元信號傳遞，而產生一種可逆的意識喪失。在麻醉結束之後，前額葉 - 海馬迴（Prefrontal-hippocampus）會首先啟動，並恢復意識和記憶。

　　目前間接原因已知，除非是因為手術本身對腦部造成傷害，引發缺血或發炎，導致海馬迴產生「術後認知功能障礙」，才會產生記憶力衰退的情形。

　　美國 FDA 之前的一項研究也發現：對於 4 歲以下、腦部正在發育階段的幼兒來說，麻醉藥物的神經毒性，並不會造成不安全的影響結果。尤其是現代小兒麻醉醫師小心翼翼，且只進行「單次麻醉」之下，小嬰兒的父母們倒是不用擔心麻醉藥，會對孩子將來的大腦發育造成不良影響。

　　特別是現在有許多小嬰兒，剛出生下來就得為了辛苦活命，例如須接受非常複雜的先天畸形手術麻醉（像是先天性腹裂、橫膈膜疝氣、無肛症、小兒神經外科的脊椎裂／神經管缺損、腦膜膨出），以及先天性小兒心臟病手術（例如大血管轉位、左心發育不全症候群、共同動脈幹、全靜脈回流異常、先天性主動脈發育不全、心室中隔缺損誘發心衰竭等）。一般來說，除非小嬰兒原本就有先天性腦部發育不全，或發病中造成腦部嚴重缺氧，否則在有良好的麻醉技術下，麻醉藥對於小嬰兒

腦部發育，不致會有太大的影響。

　　像我有一位病人謝o峯先生（圖5-6），他在生下第三天，就立刻接受了心臟大動脈轉位手術，麻醉時間至少6小時以上。後來，也做了幾次心臟手術。但現在已經三十幾歲的他，已是某外國賓士公司的總經理。由此可見，小嬰兒時期進行麻醉，並不會影響腦部發育。當然，複雜疾病手術，還是有可能會影響整體發育。

　　我個人有許多醫院同事，包含女醫師及女性工作人員。她們雖然長期從事麻醉工作（含懷孕時期）、長時間暴露在殘留麻醉廢氣的環境下，也都沒有影響到他們下一代的發育及發展。她們許多下一代，也都擔任律師或醫師（包括我自己的兒子Jack Tsai，還出了一本醫學倫理的書《Becoming a Doctor Without Forfeiting Your Soul》（圖5-7）。甚至，許多醫院同事的兒女還子承父業，一樣擔任麻醉專科醫師的工作。

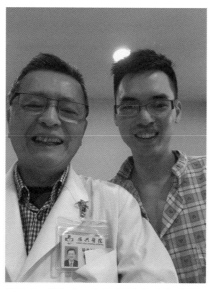

圖5-6，謝先生，主動脈異位手術案例。

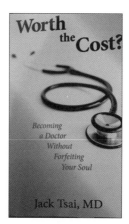

圖5-7，作者兒子（Jack Tsai），家庭醫學科醫師出的一本，關於醫學倫理的書。

Q 什麼時候需要進行胎兒手術？
手術中，母體內的胎兒也必需麻醉嗎？

A：胎兒手術是一種治療患有先天性異常疾病胎兒的手術，早在 1993 年時，就有胎兒脊椎內修補手術的出現。不過由於胎兒是藉由臍帶的胎盤血循環來維持生命。所以，手術中維持正常臍帶胎盤血流循環，才是非常重要的事，倒是母體內的胎兒，就無需再進行麻醉。

Q 胎兒動手術時，要如何麻醉？

A：不同的胎兒手術方法，會使用（選擇）不同的麻醉方式，一般有以下三種：

1. 生產時（生產前），同時進行胎兒手術：

這是一種「子宮外開放式的胎兒手術」。手術時，會在母體的子宮開一個切口，讓胎兒的脊椎缺陷暴露出來，以便醫師進行先天脊椎裂（Spinal Bifida）的修補。這個時候，胎兒仍會藉著臍帶胎盤血循環來維持生命，手術結束後，寶寶即出生，並繼續給予醫療照護。此手術的優點可避免出生缺陷造成神經損傷，可能導致癱瘓。

2. 懷孕中期開放式胎兒手術：

其麻醉方式及監視系統（見 p158，麻醉 543），與前面的生產時胎兒手術類似，唯一不同的是在手術後，胎兒會再放回子宮，繼續由婦產科醫師照護，以避免流產。

3. 微創胎兒手術（Minimally Invasive Fetal Surgery）：

手術是藉由超音波影像及胎兒內視鏡下，進行胎兒微創手術。這種手術的母體，只需要一個小小的傷口即可，手術常用於胎兒水腎的導管引流放置，或胎兒先天性肺動脈狹窄、肺動脈氣球擴張術（圖 5-8）。

這種手術的麻醉方式是：母親接受全身插管麻醉，或是硬膜外麻醉。麻醉作用會經由母親的臍帶血流傳給胎兒，以完成胎兒的麻醉。胎兒手術完全結束後，胎兒也同時出生，並置放氣管內插管，再送往加護中心，由新生兒專科醫師繼續照顧。

在進行這種微創胎兒手術時，母體會使用全身硬膜外腔或脊髓麻醉。通常由於胎兒不會有傷口，也沒有麻醉的需要。但如果胎兒活動得太厲害，影響內視鏡手術的進行，也可透過肌肉注射的方式，給予胎兒小劑量的神經肌肉阻斷劑（Vecuronium）讓胎兒不動，以便進行手術。

事實上，不論是以上哪一種胎兒手術，都有一定的危險性。因此，整體醫療團隊除了相關的外科醫師、婦產科醫師、小兒及新生兒科醫師之外，麻醉專科醫師加入進行團體合作，也是手術成功的最大關鍵。

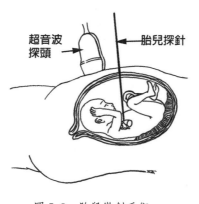

圖 5-8，胎兒微創手術。

Q 如何降低幼兒對麻醉的恐懼？

A：沒有小孩子不怕打針的，所以，一般幫幼兒進行麻醉，都是採用「面罩誘導」的方式，等到幼兒睡著後再打靜脈點滴，減少幼兒對於麻醉上的心理恐懼。

現在所設計的幼兒面罩，都是採用特殊、有顏色及造型，甚至外面還貼有卡通圖案，面罩內也會塗上帶有香味的乳液。在進行麻醉誘導時，可以由麻醉醫師或父母坐在椅子上抱著小朋友，一面與小朋友保持對話，或講故事給他們聽，一面由小孩手扶著面罩，置放在自己臉部（圖5-9，有時也可由麻醉醫師協助）。

開始時，先給予低濃度的吸入麻醉劑，再逐漸調高麻醉藥劑的濃度，直到小孩子睡著後，再將幼兒放置到手術台上，施以靜脈點滴。如此，大部份的幼兒病患，都能接受這樣的方式，並在 3 ～ 5 分鐘內，就完成麻醉誘導。

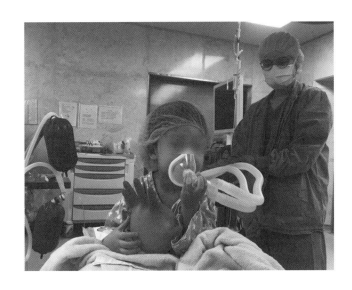

圖 5-9，幼兒自己拿著面罩進行麻醉誘導（一手拿著氣球），有助於降低其對於麻醉的恐懼。

更重要的是：幼兒並非成人的「縮小版」，其有獨特的生理、病理，以及藥理特性。再加上每個小孩狀況都不一樣，必須接受的手術也不同（小至疝氣手術，大至心臟或顱內手術）。故而至今，小兒麻醉雖有很大的進步，但由於幼兒個體小，許多器官及心理都尚未成熟，既脆弱也容易受傷，更加需要妥善保護和小心地麻醉照護。

麻醉 54_4^3

施行生產前的先天脊椎裂（Spinal Bifida）修補手術時的特殊監視系統

　　1.利用心臟超音波，測量胎兒在手術中的心律，以及心搏出量。

　　2.血氧分析儀：將感應器置於胎兒腳部，以觀察手術中血氧濃度。

　　3.體溫監視：防止體溫過低。

5-3 高齡患者

老年人身體原本就較為衰弱，加上多半伴隨各種慢性病，平日就已有服藥習慣，所以，如果需要進行手術麻醉時，勢必要針對個別情況制定麻醉計劃。手術前充分溝通風險並採取防範措施，選擇最好的麻醉方式，方可為麻醉安全踏出成功的第一步。

Q 高齡 90 歲以上，還可以進行手術麻醉嗎？

A： 根據 2020 年內政部公告，台灣男性平均年齡為 81.3 歲，女性為 84.7 歲，男性為 78.1 歲，台灣正式進入高齡化社會。

另外依照健保資料庫顯示，2019 年 65 歲以上人口佔比為 15.12%，但健保醫療費用卻佔了 38.75%，且支出主要集中在五大慢性病—高血壓、慢性腎病、心臟病、關節炎、精神病上。

其中，不論是因為關節炎，而進行的關節置換手術；因為心臟病或主要主動脈瓣膜狹窄日益增多，而接受瓣膜置換手術的病人數，也不斷向上竄升。事實上，我們醫院就曾有高齡 102 歲的病患，以全身麻醉的方式，進行導管介入的主動脈瓣膜置換術。不只如此，近年也有許多九十幾歲高齡的病患，必須在全身麻醉的情況下進行手術，比例並不低。

Q 高齡病患的手術麻醉風險為何比較高？

A：麻醉風險與病人的自身疾病、器官功能有關（通常屬於 ASA 分級裡的第三或第四級）。一般來說，70 歲以下病患的麻醉風險，與一般年輕病患無異；但年齡超過 70 歲以上，根據之前的研究顯示，由於病人患有多重慢性疾病，再加上身體器官的功能隨年齡增加而下滑，手術時的麻醉風險自然逐漸增高。尤其是 90 歲以上，超出平均餘命（年齡）的高齡病患。

簡單來說，高齡病患因為常具有多種慢性病，再加上身體結構及器官功能的退化，剩餘的「器官功能儲備能力」（Functional Reserve）無法或不足以應付手術麻醉對身體所帶來的壓力，所以容易導致器官衰竭，甚至死亡。

正由於器官功能退化的程度及多重疾病，是決定麻醉風險高低的重要變數。術前評估及有效的術前醫療照護，改善病患營養狀況、增加活動功能，「優化」增進器官功能等方式，才能降低高齡病患麻醉的風險，以及術後的併發症。我還是要再次強調，「年齡」絕非決定全身麻醉風險的唯一因素，當事人的身體狀態、準備從事的手術種類，加上專業的醫療團隊合作，才是最重要的手術成功關鍵。

Q 麻醉過程會對高齡患者，產生何種不利影響？

A：由於器官逐漸退化，使得高齡者對於麻醉藥物的反應較為敏感，再加上藥物的代謝時間變慢、藥物作用的時間會延長，進一步影響高齡者從麻醉中恢復。除了心血管功能不佳，促使麻醉藥物更容易產生血壓下降，以及心律不整的變化外，肺功能不良將造成高齡患者血氧交換不

佳、肺炎，或是肺塌陷。

另外，高齡患者若有失智（Dementia）和譫妄（Delirium）的問題，將會造成麻醉判斷上的困難，形成麻醉恢復的困擾。而且由於病人會產生神智不清、無法集中精神的現象，更將影響手術後的進一步照護。

Q 高齡者麻醉前的評估重點？

A：高齡者的常規手術麻醉，必須花較長的時間評估和準備，以便達到「積極治療任何器官功能不良的部分」，以及「讓慢性疾病保持穩定」的雙重優化任務。所以，以下幾項是必做的重點：

- **心血管功能部分**：高齡者在麻醉前，除了基本心電圖外，還必須有心臟超音波檢查，以確認左、右心室的搏出量（Ejection Fraction，EF，數值要大於 50%），以及瓣膜的功能（檢查瓣膜狹窄，或是閉鎖不全的嚴重程度）。

- **肺功能部分**：肺功能的檢查，可以評估高齡病患是否有慢性阻塞性肺疾病，以及其嚴重度。當「FEV_1／FVC」數值小於 70% 時，表示病患有慢性阻塞性肺疾病。一般來說，FEV_1 比值會隨著年齡增加而下降。由於術前肺功能的改善及治療，可減少病患手術後的肺部併發症，所以，手術前呼吸訓練（肺呼吸治療）是非常重要的訓練項目，可以避免高齡病患在手術時的肺擴張不全。

- **肝腎功能的檢查**：如果病患的肝、腎功能異常，則會降低麻醉藥物的代謝，延長藥物作用及恢復時間。

- **精神及行為評估：** 大於 65 歲時，大約有 5 ～ 8% 的高齡者患有失智（Dementia），約有 10% 高齡者有沮喪（Depression）的現象，而長期服用精神病的相關藥物。這其中，失智症患者所服用的「膽鹼分解酶抑制劑（Cholinesterase Inhibitors）」會抑制神經肌肉阻斷劑，導致神經肌肉阻斷劑用量大幅增加。所以，我要在此提醒病患，在術前應停止使用。

Q 高齡病患在麻醉前，必須做好哪些準備？

A： · 停止非必要藥物的使用，同時也要防止酒精及藥物的濫用。
- 停止中草藥至少 2 週。（詳見 Chapter 2，必須停用或繼續服用藥物，p74 ～ 75）
- 記錄家族用藥史及病史（例如有無惡性高熱症？過敏史？）
- 詳細記錄高齡病患每日的身體狀況（像是糖尿病、氣喘或過敏）。
- 加強呼吸及咳痰訓練、全身復健治療，特別是心、肺，還有精神復健。
- 優化患者的情況（Optimization）：加強控制及改善多重慢性病的病情，把高齡患者的 ASA 分類等級，由第三、第四級，優化到 ASA 第二級，就能減低麻醉的風險。

Q 高齡者在進行麻醉的注意事項？

A： · 全身麻醉：誘導前，給予足夠的氧氣非常重要，這是因為高齡者因心肺功能退化，很容易有缺氧情形出現；此外，給予的麻醉藥劑量要減低，且要採用「慢慢給予（採用「滴定法，

Titration）」的方式給藥。

- 麻醉維持：使用吸入麻醉藥（但要避免使用 Ketamine）。由於高齡者容易患有失智，且失智患者的靜脈麻醉藥代謝及恢復都較慢。所以如有需要，最好考慮入住加護病房，方便進行手術麻醉後的繼續照顧。

- 半身麻醉：比全身麻醉的風險少，但這種麻醉方法只適用下半身的關節手術，病患有使用抗血小板藥物，則至少要停止服藥一週。（詳見 Chapter 1，半身麻醉，p40）

- 監視系統：由於局部麻醉較易引起血管擴張，所以半身麻醉較易引起低血壓的現象。除了一般標準監視系統外，由於老年人在麻醉中，血壓、心律變化甚快（因心臟儲藏功能差），還要額外使用侵入性監視儀器，例如「動脈內血壓」來進行持續監控，以便快速掌握血壓變化，並且隨時測定動脈內血氧、二氧化碳及酸鹼的變化與血糖。此外，最好使用中央靜脈壓（CVP），精確補充水份及電解質。當然，手術中也要持續測量體溫，以免發生體溫生高或失溫風險。

Q 什麼麻醉方式對高齡病患較好？半身或全身？

A： 絕大部分的全身麻醉藥，都會抑制心肺功能及神智反應。2000 年時，《英國麻醉學雜誌》（British Journal of Anesthesia）有一篇關於高齡者，接受髖關節手術作全身或半身麻醉的比較（如下表 5-1）。該研究結果發現：半身麻醉有助於減少深靜脈血栓、心肌梗塞、手術後缺氧，以及神智不清的發生率；至於全身麻醉，則對中風及手術中低血壓的產生機率較低。

綜合來看，該研究建議高齡者麻醉仍以半身麻醉為佳。但是由於並非每個手術都可以施行「半身麻醉」，所以當高齡病患因無法施行半身麻醉，而必須施行全身麻醉時，仍具一定程度的風險。

表 5-1 髖關節手術：半身對全身麻醉的比較（節錄）

結果	半身（%）	全身（%）
死亡率（1 個月）	6.4	9.4
死亡率（3 個月）	12.1	12.8
死亡率（6 個月）	16.8	16.1
死亡率（12 個月）	22.5	21.0
手術低血壓	34.3	26.0 （優）
輸血	58.3	56.7
術後缺氧	35.7（優）	48.3 ＊
肺炎	5.1	5.5
中風	1.9	1.1 （優）
心臟衰竭	2.5	2.6
腎衰竭	0.5	0.7
急性精神錯亂	12.0（優）	22.6 ＊
小便存留	20.8	20.4
嘔吐	4.3	6.1
深靜脈血栓	30.2（優）	46.6 ＊
肺栓塞	1.4	1.6
心肌梗塞	0.9（優）	1.8

說明：＊表「有意義的變化比較」
資料來源：《英國麻醉學雜誌》(British Journal of Anesthesia)，2000 年 84 期 450-455 頁，作者 SC Urwin

麻醉 $5_4{}^3$

高齡者的麻醉風險評估

　　事實上，許多風險很難用單一的因素來評估及預測。其中，年齡並非決定風險的唯一因素，但是，以下 6 項因子決定了高齡者的麻醉，以及術後併發症的風險：

- ASA 等級（高齡者屬於第三或第四級風險）。
- 手術種類：大手術及急診手術的風險最高。
- 合併多重疾病：例如心肺疾病、糖尿病、肝或腎功能，或是精神異常。
- 營養狀況不良：白蛋白（Albumin）≦ 30g / l、貧血。
- 運動功能指數分數差：METs<4，或 6 分鐘走路距離少於 300 公尺。

- 活動能力差：例如長期臥床。
- 如果精神失智等問題，會影響麻醉的判斷及術後恢復的照護。

Chapter 6

手術室外麻醉
(Non-operating Room Anesthesia，NORA)

人都是怕痛的，任何疼痛的感覺，都不會受歡迎。

而在 WHO 於 1990 年，宣示「免於疼痛是一種基本人權」之後，每個醫院都標榜邁向「無痛醫院（Pain-free Hospital）」。因此，當「無痛服務」轉變成為一種對「無痛基本人權」的尊重時，各醫院都希望因此全面提升無痛醫療照護的環境。

手術室外麻醉的具體應用

從過去僅限於手術室裡的傳統麻醉，直到如今許多用於複雜診斷，或是微創介入手術的麻醉止痛，再進一步擴及到各門診（美容門診）、各檢查室（胃、腸鏡中心、X 光室）、導管室（心導管）等。為了達到「無痛環境」的理想，手術室外麻醉（Non-operating Room Anesthesia，NORA）已然成為麻醉新領域的一部分。

何謂「手術室外麻醉」？指的就是凡住院或門診中的麻醉患者，在院內檢查室、獨立的內、外科門診，或門診手術中心、醫生診療室所實施的麻醉。一般又可分為：

- **門診麻醉：**醫生在門診為病患實施的麻醉，屬於住院或門診患者的麻醉領域。

- **手術室外的麻醉：**主要指醫生為放射科、心導管室等類型患者所實施的麻醉，由於這些地方通常具有放射線危害、強大磁場等特點，所以需要另外選擇適合器材，為患者進行麻醉。

- **清醒時的鎮靜：**在此指的是運用一種或多種藥物，對患者的意識水平產生輕微的抑制，藉以紓緩患者的焦慮或恐懼，趁機減輕疼痛或其他傷害性刺激，同時能保持患者自主呼吸，確保對物理刺激或語言指令能夠做出適當反應，讓病患更有效配合手術的鎮靜方式。

- **儀器監測下的麻醉管理：**是指病人在接受侵入性治療時，麻醉醫生提供麻醉服務。為此，醫師必須監控患者的生命體徵，並根據需要給予麻醉藥或其他治療。

手術室外麻醉的終極目標

手術室外麻醉最終，是以「保證患者安全」為基礎，除了減輕患者的疼痛和不適感，更希望藉此保證患者能以平靜的狀態，面對後續各項侵入性操作的不安全感。主要目的，還是在積極消除患者和家屬的緊張和焦慮。

但隨著手術室外麻醉的大量增加，麻醉複雜度也跟著提高，對麻醉技術而言，也變成是另一種挑戰。舉例來說，當遇到手術室外麻醉進行的房間黑暗（檢查時必須關燈）、麻醉醫師無法獲得足夠協助、對環境的不熟悉，以及缺乏足夠的安全監視系統等狀況時，雖然大部分的流程（Procedure）是非侵入性，但仍不時會發生嚴重的不良事件（Adverse Events）。根據 Metzner 在 APSF newsletter 的報告（2011 年），因為呼吸及缺氧問題所造成的手術室外麻醉不良事件，差不多是手術室內麻醉的 2 倍。但值得注意的是：這些風險如有良好的監視系統，以及麻醉醫師的執行，不良事件通常是可以避免的。

而目前，國內各醫療院所進行的手術室外麻醉的應用，約略可分為以下三大類：

1. 鎮靜靜脈麻醉

這種麻醉技術主要是以俗稱「牛奶針」的丙泊酚（Propofol）做為主要麻醉藥物，多半是以美容門診手術，以及無痛胃腸鏡檢查為主。

丙泊酚是一種脂溶性藥物，容易穿過血腦屏障（Blood Brain Barrier，BBB），能夠讓人快速達到入睡效果，是一種短效型的靜脈麻醉藥物。然而它雖具有「好用」及「舒適性」的優點，但也是造成許多明星猝死的原因，像是美國流行音樂天王麥可‧傑克森就是因為使用不當而致死。

丙泊酚本身並無止痛作用，靜脈注射時會產生疼痛感。麻醉醫師會給予局部麻醉劑來止痛。而由於丙泊酚的大量濫用，造成層出不窮的安全問題及醫療糾紛，所以衛福部如今已將其列為「需由麻醉專科醫師才得使用」的「第四級管制藥物」。至於其他具有高風險的八大美容手術（如削骨、拉皮、鼻整形、義乳植入、大量抽脂、腹部整形、全身拉皮等），根據現行《特定醫療技術檢查檢驗醫療儀器施行或使用管理辦法》（簡稱「特管辦法」或「特管法」），也都明文規定必須由麻醉專科醫師親自執行及使用。

2. X 光室的核磁共振（MRI）檢查

這類檢查主要是用於小孩及無法合作的病人。儘管核磁共振檢查不會產生疼痛，但由於檢查環境噪音很大，再加上檢查空間狹小，容易造成受檢者的心情恐慌，而無法與醫師配合。

由於核磁共振檢查會產生強力磁場，因此，所有麻醉機及監測儀都必須符合核磁共振的相容規定。檢查時，任何含鐵電極片（心電圖檢查會使用到）均不得使用（身上不能有任何金屬物質的東西，這是因為磁場的作用，對金屬物會產生很強的吸引力，進而造成身體的傷害及機器的失靈）；如果有鐵粉接觸皮膚，也會造成病人燒傷。

3. 導管介入治療（Catheter-based Interventional Therapy）的全身麻醉

（1）心臟導管介入治療

台灣最早的心臟導管介入治療，是從 1998 年的不開刀的「幼兒心臟破洞修補」開始。這種手術就如同台大王主科教授所說：「用一根導管，便可修補心臟破洞」（圖 6-1），其步驟及做法如下：

・ 利用股動脈或靜脈，將一個心導管前端附有可擴展的封堵器（Occluder），經導管放到心房中膈缺損（Atrial Septal Defect，ASD，圖 6-2），或心室中膈缺損（Ventricular Septal Defect，VSD，圖 6-3）的地方，並藉由經食道心臟超音波影像（圖 6-2、圖 6-3、圖 6-4）的導引下，將缺損地方用封堵器修補起來。在這個治療的過程中，麻醉專科醫師的重要角色在於：除了上麻醉外，還要熟悉操作經食道心臟超音波的儀器。

・ 經食道心臟超音波儀器除了在手術前，確認診斷及可能發現病

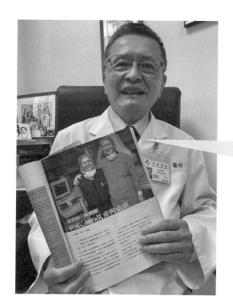

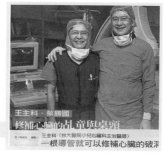

圖 6-1，作者與王主科教授，完成台灣第一例治療幼兒心房中隔缺損的導管手術，並獲得台灣心臟兒童醫學會所頒發的貢獻獎。

人的異常病變之外，手術後又可檢視手術的結果，以確認手術的成功，避免出現術後還需要再一次手術的情形，以確保心臟手術的品質（圖 3-11）。

- 正因為如此，經食道超音波儀器曾被之前台大小兒心臟外科教授邱英世醫師，形容為「就像一面鏡子，可把心臟看的一覽無遺、無所遁形」。正因為其對小兒心臟手術的幫助太大，之後被健保局列為心臟手術標準儀器設備，並給予健保給付（圖6-4）。

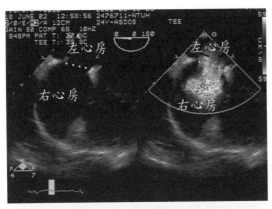

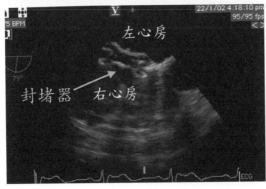 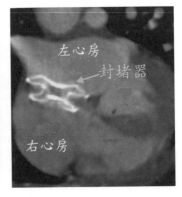

圖 6-2，心房中隔缺損時，用封堵器治療的經食道心臟超音波影像導引放置。
上圖顯示心房中膈缺損的大小及位置（虛線處）；左下圖為導引封堵器（箭頭處），放置在正確的位置；右下圖為手術後的封堵器（箭頭處），電腦斷層的影像。

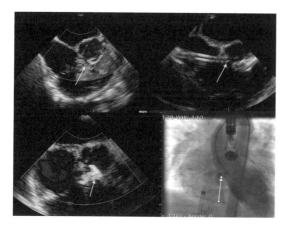

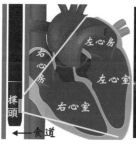

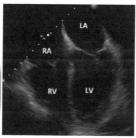

圖 6-3，心室中膈缺損時，用封堵器治療的經食道心臟超音波影像導引放置。左上圖顯示心室缺損的位置及大小（箭頭處）；右上圖為導管（箭頭處）穿過正確心室缺損的地方；左下圖顯示完成封堵器（箭頭處）的置放手術；右下圖的 X 光影像，只看見箭頭處的封堵器（箭頭處）。

圖 6-4，經食道心臟超音波（左），對照所顯示的心臟影像（右）的四腔（RA 為右心房、LA 為左心房、RV 為右心室、LV 為左心室）

隨著 2013 年衛福部核准之後，醫界開始了「成人導管主動脈瓣膜置換手術（Transcatheter Aortic Valve Replacement，TAVR）」的例子（圖 6-5）。目前依健保局規定，只有當患有嚴重性主動脈瓣狹窄而不適於開心手術，且年齡超過 80 歲以上的病人，才會給予相關手術給付，所以在無形中，更增加這些高齡患者的麻醉風險。麻醉專科醫師除了本身的麻醉工作外，還需要熟悉整個手術過程，隨時掌握病人瞬間情況的變化，並與執行手術的醫師充分配合，才能順利完成、降低風險。

特別是在手術過程中，由於必須多次使用「快速心室起搏（Right

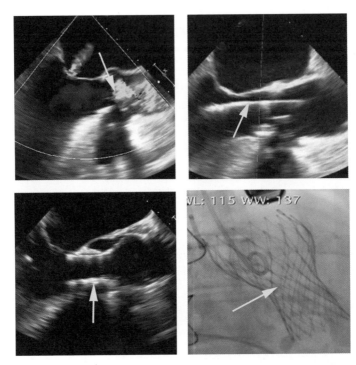

圖 6-5，經食道心臟超音波的心臟影像，以導引主動脈瓣膜的放
置。在上圖彩色都卜勒（color Doppler）顯示主動脈瓣膜有嚴
重的狹窄（箭頭處）；右上圖顯示導管（箭頭處）通過正確的
瓣膜狹窄位置；左下圖為成功的主動脈瓣膜置放（箭頭處）；
右下圖的 X 光影像，呈現人工主動脈瓣膜（箭頭處）。

Ventricular Pacing，RVP）」，將心律調整到每分鐘 180 ～ 200 下、血
壓降到低於 50 毫米汞柱（mmHg）之後，心臟會暫時停止血液輸出，
以防止瓣膜放置時產生移位。但是由於多次使用，或過長時間的快速心
室起搏停止後，有些人的心臟卻無法恢復自然跳動，必須使用高劑量
的血管加壓藥（Vasopressors），無形中增加病人的危險性及併發症（例
如腎衰竭）。

　　另外，對於已置換過生物二尖瓣膜的患者，如果再發生病變，可以經由導管治療的方式，再放置一個新的人工瓣膜，在原有發生病變的生物瓣膜上（圖 6-6）。

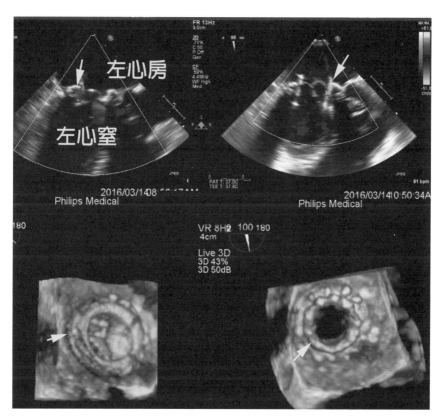

圖 6-6，經導管心臟二尖脈瓣膜置換術 TMR（Transcatheter Mitral Valve Replacement）：左上圖顯示二尖瓣生物瓣膜嚴重病變（箭頭處）；左下圖為瓣膜病變的 3D 影像（箭頭處）；右上圖為在原有病變的瓣膜上，成功放置新的二尖瓣膜（箭頭處）；右下圖為置放後的 3D 影像（箭頭處）。

（2）腦血管導管介入治療

主要用於腦血管瘤的線圈（Coil）手術（圖 6-7），以及腦血管阻塞的取栓及支架置放（圖 6-8）。

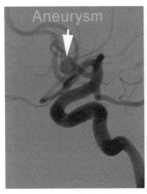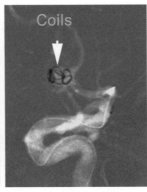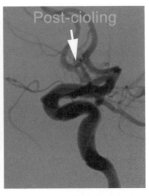

圖 6-7，77 歲蔡先生顱內出血，經由動脈導管攝影發現血管瘤（左圖箭頭處），經導管放置線圈（Coil，中圖箭頭處）後，血管瘤即被堵塞住消失（右圖箭頭處）。

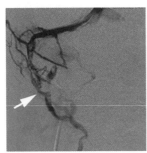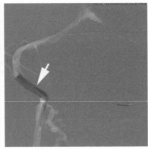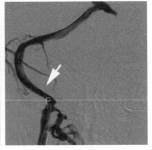

圖 6-8，6 個月小孩乙狀竇（Sigmoid Sinus）堵塞（左圖箭頭處），經導管氣球擴張術，植入血管支架（中圖箭頭處）後，血管即維持暢通（右圖箭頭處）。

4. 急診急救插管、重症病人的照護

　　為了讓病人順利呼吸，插管不但可在手術麻醉時使用，同時也可用於急診急救，或加護病房的重症患者。但兩者間還是有所不同—急診病人多半採用清醒插管，或是只給予一點鎮靜藥。

　　然而在「清醒插管」之下，病人的喉頭反射極強，會發生躁動、咳嗽甚至嘔吐，特別是對於有傳染病的患者，像是 TB 肺結核病人，其咳嗽的飛沫或嘔吐的分泌物，都具有高度的傳染性。又或是感染 SARS、COVID-19 的病人，情況就更加嚴重及危險。因為這時，進行插管的醫師必須穿上非常笨重的 PPE 隔離衣，頭上又得帶著會影響視線及導致行動不方便的防護罩。一旦遇上病人躁動時，通常將更加難以順利進行插管。這時，不但是搶救的醫護面臨感染風險，就連病人都可能因為插管困難、缺氧超過一段時間，必須面臨死亡的威脅……。

　　以最近的 COVID -19 為例，除了採用「隔離插管箱」來隔離病人嘔吐物的噴濺，避免造成醫師被感染外，還可以在「全身麻醉並使用快速作用的神經肌肉阻斷劑」，協助病人在麻醉及肌肉鬆弛之下順利插管。既可避免醫師因飛沫或噴濺物被感染，更可在插管之後，透過連接「二氧化碳偵測器」的方式，確認氣管內插管的位置是否正確，避免醫師因為使用聽診器接觸病人胸部聽診，進而造成二度感染的機會。

5. 癌症及慢性疼痛照護

　　疼痛門診的疼痛照護，以及住院病患疼痛的會診，如慢性疼痛或癌症疼痛的治療。當然，還有術後疼痛止痛的服務（即病人自控式止痛「PCA」照護）。透過硬膜外腔（圖 1-7）注射低劑量的類固醇（Lumbar Epidural Steroid Injection，LESI），可以達到消炎止痛及神經調控效果，常用於治療慢性疼痛，如坐骨神經痛、椎間盤突出、椎管狹窄及脊椎手術後的慢性疼痛…等。

6-2 手術室外麻醉真的安全嗎？

過去我們看醫生、接受治療時總認為，打針會痛……所以忍一下就好；手術檢查時若有不適感，也因為整個療程很快就結束，因此也會提醒自己，忍一下就過去了！然而因為微創治療的介入，檢查治療的時間也隨之拉長，病患疼痛的時間與強度也增加，所以，室外麻醉開始興起……。

然而，這種迥異於手術室內的麻醉，真的安全嗎？

從專業角度來看，手術室外的麻醉，其實要比在手術室的麻醉更危險。因為根據美國麻醉醫學會，特別針對「封閉式醫療事故索賠（Closed Malpractice Claims）」的分析即可發現：非手術室麻醉中，接受鎮靜靜脈麻醉的索賠比率，比手術室內麻醉更高（手術室外麻醉為58%，手術室內麻醉為6%）；非手術室麻醉索賠的死亡比例，也比手術室內麻醉比例提高（非手術室索賠比例為54%，手術室內麻醉索賠比例為24%）。

其中，氧合及換氣不足問題，是非手室麻醉索賠，造成傷害比率升高的主因（其與手術室麻醉患者的比例是33%：2%），且手術室外麻醉索賠被判定的理由，多數被認定為「麻醉環境不合標準」（Substandard），及「如有更好的監測儀（Monitoring），多半可防止索賠發生」。

手術室外麻醉必需具備的標準

根據「美國麻醉醫學會」的準則，必須合乎以下的標準，才可在手術室外進行麻醉：

- 需具有足夠的氧氣來源（中央氧氣供應 Central Piping）。
- 需有足夠的抽引系統（Suction）。
- 如要使用吸入性麻醉劑，須有廢氣排除系統裝置。
- 有足夠的監視系統，備有各種麻醉藥、急救藥，以及相關急救設備（人工呼吸氣球）。
- 有足夠的電力，供應給麻醉及監視儀。
- 足夠的照明裝置。
- 有足夠的空間，以容納各種麻醉設備，例如監測儀（心電圖、血壓測量、脈搏血氧飽和度分析儀、吐氣末二氧化碳量（End-tidal CO_2 監測儀），以及心臟超音波機器。
- 備有急救設備（自動體外心臟去顫器 Automated External Defibrillator，AED）、急救藥物以及相關設備。
- 有經驗的麻醉專科醫師執行，可與手術內麻醉醫師互相溝通及支援。
- 有麻醉後恢復室。

以上設備是我們最基本的標準配備，用於手術室外的麻醉，以確保病人的麻醉安全。

手術室外麻醉也要術前訪視

除了緊急性的手術外，一般民眾在進入手術室的麻醉前，麻醉專科醫師都要進行術前訪視。事實上，即使是手術室外的麻醉，此一步驟也同樣不可少。因為兩者唯一的差別在於：住院病人的手術室外麻醉術前訪視，與一般住院病人的手術室內麻醉標準一樣；至於門診病人，也需要麻醉專科醫師，進行麻醉術前訪視詢問及評估，訪視重點有：

- 風險評估 ASA 等級。
- 確認病患過敏史、藥物副作用。
- 病人有無合併疾病及身體之異常、懷孕？
- 病人的麻醉史、過敏史。
- 病人必須簽署同意書。

總之，再小的麻醉都有風險，術前門診訪視無非是希望讓病患提早了解自己的身體狀況，確定是否適合接受治療。所以我們習慣將病患分為可在術後回家休養的「門診鎮靜麻醉」，以及風險較高或病況較複雜的「需住院接受全身麻醉」兩類。這個做法的目的在於：希望讓病患在檢查前，就能清楚知道手術室外麻醉的各種優缺點與風險，提供病患不同選擇與風險告知，藉以提升醫療品質，減少醫療糾紛。

〈致謝〉

我的麻醉人生與貴人們

記得我進入台北慈濟醫院擔任院長一職時，證嚴師父（圖7-1）經常諄諄教誨我們：「師父引進門，修行在個人」。如果用這句話來形容我這一路走來的麻醉人生，可謂是「引路靠貴人，走路靠自己。以『師志為己志，醫療為志業』，努力向前行」。

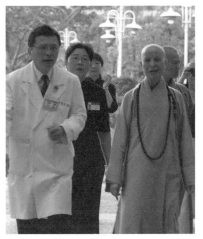

7-1，作者與證嚴法師（作者身後是夫人羅素美）。

　　說起我人生中最重要的第一位貴人，自然是生我、養我，含莘茹苦地將我拉拔長大的母親（圖7-2）。因為當初若沒有她的眼光遠大、先知先覺，讓我從偏遠的鄉下轉學到台北市的國小就讀，奠定良好基礎，恐怕我後來也無法順利考上師大附中、認識生平中的第二位貴人—郭靜嫻老師，進而開啟我的麻醉醫學人生路。

感念雙親與高中導師，貴人開啟我的光明路

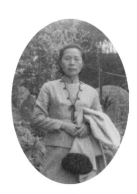

圖 7-2，作者母親

　　我的父親原本在蘆洲地區務農，母親覺得當地的就學環境不佳，恐怕對我的學習發展不好，所以乾脆讓我轉學到台北大稻埕的永樂國小就讀。當然，我會走上從醫之路，這當中也有一段小插曲……

　　記得當時家住蘆州，附近就只有一位醫師，所以只要生病，就只能坐公路局的巴士到台北市

區看病，也就是當時的中興醫院（台大醫院之前的分院）。還記得民國四十幾年時，醫院小朋友打點滴的管子都是注射到大腿皮下，打完點滴後的大腿往往因此腫脹難當，得等到點滴結束後再用熱水袋熱敷，讓身體慢慢吸收擴散的藥劑。而這個痛苦不堪的過程，讓我開始萌生「何不當醫師」的念頭。

之後，隨著我開始唸書，我遇到了人生中的第二位貴人，就是一直鼓勵我考國防醫學院的師大附中（高中）班導師—郭靜嫻老師。說起這位前滿清格格的先生，來頭可不小，他就是當時國防醫學院婦產科內，非常知名的孫祖森主任。她們夫妻倆都非常鼓勵我報考國防醫學院。但由於當時大家都認為軍校生活很苦也不自由，所以我當時心裡有一些猶豫……。但郭老師及師丈告訴我：「你是去唸書，就算生活再辛苦，也沒像我們抗戰時那般流離失所，只能過著流亡學生的生活，連書都沒法子好好唸……」。事實也的確如此，我念國防醫學院期間，家裡沒有花過一毛錢，加上因為住校，所以也不用通車上、下學，上課間又有好的老師及實習醫院，我那六年時間總算沒有白白浪費。

我在榮總實習時，成績名列前茅，畢業後服兵役，依成績名次分發到台中空軍醫院。回想起當時動刀最多的手術，就是割盲腸與開疝氣。自己印象中單是幫忙開疝氣，就開了至少有兩、三百刀之多。說來也好笑，因為民國 62 年（1973 年）以前，根據規定，患有疝氣的人是不用當兵的。之後則因兵源不足，政府故而規定患有疝氣的人也得當兵。所以我記得在虎尾空軍基地，曾經有一天用軍車載來三十多個需要協助開疝氣的新兵。

說到這裡，我要在這裡跟大家分享一個，當時我在開刀前「刷手」的小故事。記得那時手術前的第一道程序是用肥皂洗手，第二步則是將雙手泡在酒精裡五分鐘，之後才戴手套。而當時的病人也沒有像現在一

樣，必須先用碘酒消毒開刀處，多半只是用酒精消消毒而已。而說起這個刷手作業流程，夏天倒還好，每到冬天時分，單單泡五分鐘酒精，就是一個令人十分難受的「酷刑」。

前往鳳林醫院下鄉服務，有幸結識親密伴侶

雖然我讀的是國防醫學院，但因為學費都是退輔會支付的，所以在退役後，我們這些公費生必須要去全省各榮民醫院工作二年。而民國63年（1974年），我被分派到花蓮鳳林的榮民醫院。在這裡，我認識了人生中的第三位重要的貴人，也就是我的太太—羅素美。

那時，台北到花蓮之間並沒有火車可到，我必須先從台北坐火車到蘇澳，然後再接單向行駛於蘇花公路間的公車到花蓮。到了花蓮之後，還得再坐小火車到鳳林。記得那時候的小火車，還是燒煤的單軌火車，是兩邊人對坐都可碰到彼此膝蓋的那種……。交通之辛苦，可以想見嘍！記得那一次剛好遇上颱風，壽豐大橋斷裂，所以我從一大早出發，等到達鳳林時，已是當天凌晨 2、3 點了。

我在去花蓮之前，蘇花公路因為遇上幾次颱風及大雨損壞、未能通車，所以，鳳林榮民醫院那邊也根本不知道我什麼時候會到任，自然不可能有人來接我。加上當時又沒有電話，根本聯絡不到任何人。記得我半夜 2、3 點抵達鳳林鎮上時，整個人真是既餓又累。看到鎮上唯一一間診所，我竟然大膽地前去按診所的急診鈴。之後，有位護士出來關心地問我：「有哪裡不舒服？」我竟也指著自己的肚子說：「我一整天沒吃東西，很餓……」。而萬萬沒想到，這位護士日後就成為了我的太太，也是我一生中的貴人。她不但全力支持我的工作，更不辭辛苦地養育兩位兒子（小兒子甚至繼承父業，成為美國家醫專科醫師，大兒子則是藥學博士），讓我無後顧之憂，一路向前邁進。

榮總醫院實習，磨練技術的開始

之後，我結束了鳳林榮民醫院的下鄉服務，返回台北榮總，那時的榮總只有一位麻醉醫師—日後被譽為「台灣麻醉之父」的麻醉科主任王學仕（圖7-3）。王學仕在民國43年，自美國哥倫比亞大學留學返國，引進插管喉頭鏡及使用肌肉鬆弛劑 1。我還記得當時的「古早」麻醉，是採用「麻醉用口罩滴上乙醚」的方式（我在鳳林榮民醫院動手術時，便常使用這種方法）。由於當時台北榮總只有王學仕教授一位麻醉醫師，加上手術業務量大，實在無法應付，於是院方開始專門訓練麻醉護士。所以，當時的麻醉多半都由麻護進行。嚴格說來，原因之一是「多數醫師不願意從事麻醉工作」。例如王學仕教授早年還曾到台大醫院傳授麻醉技術，但坦白講，在那個年代，某些外科部醫師都有些輕視麻醉科，他們認為成績不好、不會讀書的人才進麻醉科，讓人有種被認定是次等的感覺。

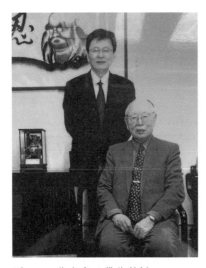

圖 7-3，作者與王學仕教授。

原因之二是「外科醫師光手術就做不完了，哪有空檔兼做麻醉工作」？特別是當初進入麻醉科，該領域並無完整的醫生訓練計劃及麻醉參考書籍可供研讀，一旦碰到困難便很難有效

---

1. 一種會造成高熱的 Succinylcholine，以及具有「降血壓」作用的 Curare 箭毒素。

解決，加上麻醉醫師少，雜務多，幾乎每隔一天就要值班一次（當時還沒有《勞基法》的規範）。

兩蔣御醫護航，開拓個人視野

此外還有一個原因：當時的手術不像現在那般複雜。就以骨科為例，頂多是骨折後打鋼釘，不像現在還有更換人工關節的手術。也就在這時，我的麻醉人生路上的第四位重要貴人出現了，他就是當時外科部主任，後來也當過台北榮總副院長，更曾是前總統蔣中正、蔣經國的御醫一盧光舜。

胸腔外科出身的盧光舜醫師看到我的背景單純，又擁有美國醫師的執照考試（ECFMG），他一眼看出我是個可以耕耘麻醉這塊田地的好手。所以有一天，他找我到他的辦公室，直接問我：「世界上有三種人，先知先覺、後知後覺、不知不覺，你猜我是哪種人？」我一聽便回答他說：「您是先知先覺那一種」。盧主任接著又說：「那你要不要像我一樣做個先知先覺的人？」聽到這裡，我已知道他的意思了……。

他接著講：「你要當先知先覺者，就要學習做麻醉。因為將來，你一定會感謝我！」盧光舜醫師認為，太多人想擠進一般外科，競爭激烈，如果我也進來參一腳，經過評比後，並不見得會有優勢。加上當年麻醉科並未受到應有的重視，想投入的人很少，我這時若去學麻醉，將來肯定是麻醉領域的佼佼者。盧主任還說：「只要你去麻醉科，我絕對很快便送你出國研習……」而既然老師都這樣講了，我自然就去麻醉科了。

我從盧光舜主任那裡學到了「宏觀視野」，以及「先知先覺」對一個人未來人生發展的重要性。因為盧光舜醫師心中不但有個外科部的藍圖願景，他也始終站在一定的高度，去思考醫院未來的需求（例如培

養各科人才）。正因如此，他之後的仕途得以一路向上，這不是沒有道理的。而我，若是沒有跟著盧老師的「先知先覺」，選擇當時冷門的麻醉科並且堅持至今，我就不可能有機會出版這本書，與讀者們一同分享個人的麻醉甘苦談，以及屬於台灣麻醉醫療史的光輝紀錄。

國外留學磨練技術，一切從頭開始

民國 66（1977）年，盧光舜醫師送我去美國田納西大學醫學院學習小兒麻醉專科。他對我說：「你如果會做小孩子的麻醉，那就一定會大人的麻醉」。而那時最好的美國兒童醫學院是哈佛及 UCLA 的學校。但許多小兒醫學及小兒麻醉的頂尖醫師，都去田納西醫學院兒童醫院服務。因此，盧光舜老師為我選擇的就是這所醫學院。話說這間醫學院恰巧就位於美國黑人人權領袖金恩博士被殺的地點—曼菲斯城，而我去的那一年，剛好就是他遇刺的那一年。

說起我的第五位重要貴人，就是我在田納西大學醫學院 Le Bonheur 兒童醫院研習小兒麻醉的老師 John Adams。John Adams 老師待我如子，甚至連度假時都帶著我（如圖 7-4）。他要我一切從頭開始學，包括小兒插管及小兒打針。當然我也沒讓他失望，成為整個麻醉科裡，他唯一信賴的人。

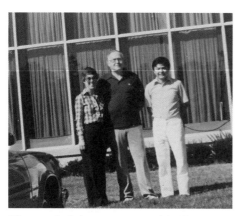

圖 7-4，作者與 John Adams 及師母。

Le Bonheur 在法文是「幸福」的意思。美國南方人早產病例多，嬰兒異常狀況也特別多，而這也與盧光舜教授選擇讓我到這裡的兒童醫院進修有關。因為美國知名的搖滾歌星一

貓王就住在田納西醫學院所在地——曼菲斯城。所以，他每年都會捐獻大筆資金給田納西大學兒童醫院，成立兒童醫療基金會，專門救助這些無力支付龐大醫療費用的兒童。加上美國沒有全民健保，一般人看病要付費，但在田納西醫學院兒童醫院，兒童看病卻可申請兒童醫療基金補助。所以，該醫院收治了全美各地許多小兒疑難雜症。更因如此，我才能學習到各種「疑難雜症」的麻醉。

說起我在田納西醫學院的進修階段，才算是真正領教到何謂「麻醉專科」？因為去田納西受訓時，兒童醫院每周一、三、五有小兒心臟的手術，其他時間還有兒童神經外科、骨科及脊椎、泌尿、一般、眼科、耳鼻喉科等手術，科別非常齊全。那時，手術室裡只有擺放一台專供幼童開心手術使用的監視器（Monitor）。當時的老式（相對現代來說）監視器非常複雜，我光是校正數字就要花上半小時。所以我多半會在手術前一晚，就先把隔天要用的麻醉用品備妥，機器事先校正無誤。如此一來，隔天施行手術時，速度才會快，也才不會手忙腳亂。正因我如此認真，我的「老闆（也就是老師）」後來都非常放心，願意把重要的麻醉工作交給我來處理（話說我當時的職位已相當於一位總醫師）。

小兒麻醉過程中，麻醉醫師要隨時監控病人的用藥劑量、水份、電解質及手術血量的流失，必須精準算出合適的補充量並適時補充。所以，整個手術麻醉過程非常具有挑戰性，每「小時」都要重新計算及調整。這也是因為小兒個體小、身體內所能忍受的容量變化有限，一旦調整太快（或太慢），恐會造成藥劑過量或不足，進而影響麻醉的安全。舉例來說，一名體重 4 公斤的幼兒，其手術出血量是 30 cc。從絕對值來看是很少，但其血液流失量卻等於 70 公斤成人 500 cc 的出血量，這絕對不可輕忽。整體來說，小兒麻醉醫師必須通盤了解嬰兒的整體生理、病理變化，並且針對手術變化的不同狀況制訂計劃，才能在手術過

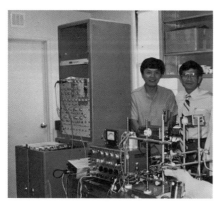
圖 7-5，作者與李青木教授。

程中維持小兒的穩定生命徵象。而在田納西醫學院的小兒麻醉訓練，給了我「凡事都要非常精準且快速」的概念，實在非常可貴。

我的老師 John Adams 一直希望我能留在他身邊一起工作，但礙於我是公費留學的關係，時間期滿就必須回國。所以，我記得是在民國 67（1978）年 12 月 30 日，美國卡特政府與台灣斷交之日，我毅然返回台灣，重回台北榮總工作，專做小兒麻醉和婦幼麻醉，並且順利成立台灣第一個小兒麻醉專科。順便一提，第一位小兒外科主任魏拙夫教授，也是盧光舜教授指派到 Le Bonheur 進修的搭檔，魏拙夫教授是當時台大醫院院長，魏火曜先生的公子。我們彼此合作無間，形同兄弟。

記得有次急診，我碰到一個方才一個月大的嬰兒，因為滿臉血管瘤造成呼吸困難，一碰觸到就出血……，我當下判斷必須做緊急氣管切開術才能救他一命。不過，當時根本沒有廠商供應那麼小的氣管造口管（Tracheostomy Tube）。於是我情急生智，把小號的氣管插管管子，先從切氣口處放入氣管內，藉以維持小嬰兒的通氣呼吸。再把後半段暴露在脖子的部份，從中切成兩半，固定在脖子上，順利完成手術，成功救了小兒一命。而這個自製的發明，讓盧光舜主任看過後非常高興，覺得我很用心、有創意，心裡很安慰「沒有送錯人去進修」。也因為這個發明，我在民國 67（1978）年取得陽明醫學院講師的資格。

之後的民國 73（1784）年，台灣第一名試管嬰兒「張小弟」，以

剖腹產的方式在榮總出生，我也有幸躬逢其勝，參與該項手術的麻醉作業。隨後更參與並完成台灣第一例兒童肝臟移植手術麻醉，為台灣後來的麻醉醫療史開創許多先例。

記得在我擔任婦幼醫院麻醉科主任時，台灣剛開始引進「無痛分娩」的技術，也就是所謂的「硬膜外麻醉」。這種麻醉方法選擇阻斷感覺神經，保留運動神經的功能，孕婦因而可在無痛感的情況下繼續使力，順利完成生產。此後，這項麻醉也推廣至骨科、胸腔科或其他科手術後作為止痛之用（圖 1-7）。

基礎藥理研習，臨床醫學再加分

事實上，只要你隨時把身邊的人都看做「貴人」，任何一個人都可在任何時間、地點幫助到你。記得我去陽明大學修讀博士班時，由於師資及研究設備缺乏，我就是靠著之前所認識的美國加州大學醫學院教授李清木（圖 7-5）醫師協助，方才順利畢業。他曾是台大醫科狀元，更是美國前副總統高爾的親家，他擔任我的指導教授，並把他在美國實驗室的設備「借回台灣」供我使用，才讓我得以順利完成博士論文。所以，我認為貴人可大可小，端視你平常有無用心經營？

話題再轉回我的臨床醫學研究，所謂「學無止境」，我在取得博士學位後，馬上獲得國科會博士後研究獎金兩年的計畫，

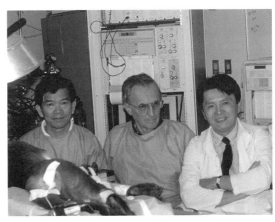

圖 7-6，Laszlo Gyermek 教授（中間）與李青木教授（右）。

順理成章地前往加州大學洛彬磯分校（UCLA）再進修，並在研究室認識了 Laszlo Gyermek 教授（圖 7-6）。

Laszlo Gyermek 教授是從匈牙利逃難到美國的歐洲人，生化基礎非常強。因為匈牙利醫學源自德國醫學，基礎醫學的根基非常扎實（就像是這次發明 Moderna 疫苗〔mRNA〕的 Kariko，也是來自匈牙利的科學家，他是 1985 年到賓州 Temple 大學做博士後研究）。

Laszlo Gyermek 教授先在研究室中研發新藥，再以動物實驗研究其藥性及副作用。假設作用不甚理想，就再改變藥物的結構式後再做測試。雖然有幾個新藥報告藥廠也接受，但不幸的是他突然病故，再加上我兩年的進修時間也到期，因此耽誤了新藥的發展，如今想來實在非常可惜。但我跟著 Laszlo Gyermek 教授研習的這段時間，真是收獲良多，特別是基礎實用藥理的研修，也奠定我後來研究的基礎。所以，他可說是我麻醉人生路上的第五個「半」的貴人。

說到這裡，我還想要順便感謝，讓我一刻不可或忘的「最大貴人」，就是過去曾經在有幸給我服務的病人朋友們。因為「以病為師」，我所遇到的每一位病人，都是我這一路麻醉醫學人生中的最佳導師。更何況，沒有病人，就沒有醫師存在的必要。所以在此，我實在應該向他們，表示出最大的敬意與謝意！

前往中東世界行醫，家人相聚格外親

說到我麻醉人生路上最特殊的經歷，應該就是民國 72（1983）年因「石油外交」，奉盧光舜教授之命，以顧問醫師（此為英國醫師制度）身份前往沙烏地阿拉伯王國的新吉達醫院（私人貴族醫院，位於沙國西濱紅海處，因為海裡鹽分濃度高，游泳時人都會飄浮起來），支援當地醫療的派遣工作。當時，台灣興建第一條中山高速公路的資金，就是向

沙國貸款而來。所以,當我們被選上並派遣去支援沙國的醫療工作,人人心中都感到責任重大,任重而道遠。

我去支援時,適逢沙烏地阿拉伯王國經濟上的黃金時代(因為外銷高價石油而致富),人民醫療及教育完全免費。該國有三分之一的人口主要來自印度,巴基斯坦或菲律賓的外籍勞工或外傭。而在富藏石油的沙國,水反而比石油還貴。他們使用的都是海水淡化後的水。當時全球因高油價而導致通貨膨脹,但在沙國,油價卻低到有夠誇張的地步。例如每加一次油只需沙幣 10 元(約合 80 元新台幣,但不找零),且不論你是開大車,小車或摩托車,油價都一樣是採「論次」而非「論量」計算,這還真是相當有趣的加油計價方式。

我對於新吉達醫院的印象是:醫院作風非常洋化,但民風卻非常保守。沙國允許一夫多妻,所以常有媽媽與女兒同時生產的趣事。在當地,女生不但不能開車,出門(單身女子不能單獨出門)也要披罩袍(ABATA),就連游泳池也採取男,女分開的經營模式。媽媽只能帶女兒去游泳,隔天再由爸爸帶著兒子去,實在非常麻煩。

每年回教齋月的麥加朝聖(Hajj)期間,都有來自一百多個國家,兩百多萬的穆斯林會湧進麥加,為時一周。這時最常發生大規模傳染病,不計其數的踩踏傷亡及車禍,所以醫院在這段時間,業務總是非常忙碌。此外,除了每年的齋月,回教徒每天都有五次的禱告,清真寺都會敲鐘告知。中午 12 點半那段禱告時間,全國商店也都要暫停及關門。加上沙國地屬沙漠氣候,白天天氣炎熱,

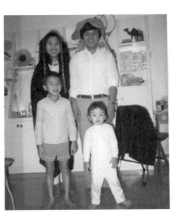

圖 7-7,作者在沙烏地的全家福。

當地人發生曬傷及中暑的情形非常多，一般人每天下午 1 ～ 4 點都不上班，商店也不開門。所以，除了麻醉工作，我還要負責全院小病人注射靜脈輸液，這也是蠻有趣的經驗。也正因為當地生活上的種種限制，反而使得我們一家四口難得有機會能夠朝夕相處、培養出更親密的感情（圖 7-7）。記得工作滿一年時，我還抽空帶著全家人到歐洲旅遊兩個禮拜，這也算是相當特殊的人生體驗。

沙國屬於沙漠氣候、駱駝多，所以之後才有「中東呼吸冠狀病毒（MERS-CoV）」的發生，這與現在的新冠肺炎，皆屬冠狀病毒傳染，症狀一樣是發燒、咳嗽、呼吸衰竭，最後造成多重器官壞死而亡。傳染率雖不高，但致死率卻高達 35%。此外，另一個讓我印象深刻的麻醉經驗是，在沙烏地阿拉伯，醫師不能為病患使用嗎啡類止痛劑進行手術麻醉，（用嗎啡要砍頭的），更不能幫病患墮胎（在回教國家，未婚懷孕是不被允許的）。回想我在沙國做過的麻醉手術中，年齡最高的患者是一名因為疝氣而需動手術的人瑞，老人家時年一百二十歲（阿拉伯人的「年」，是以「陰曆」為準，一年只有 354 天。所以每三十年，差不多會比依照「一年 365 天」計算的人，年齡多出將近一歲），我為該名患者採取硬膜外麻醉，手術順利。

學生出挑格外優秀，倍覺榮耀

我始終認為，自己在醫療領域若能算得上是「小有成就」，箇中一部分原因應該來自「自制力很強」。我這種「說到做到」的個性，就連內人都相當佩服我。

例如每天固定晨泳，這已是數十年不變的習慣了。多年來，我從不因為各種理由而熬夜，任何突發狀況都無法停止這個原則。而每次晨泳的時間、公里數等，也絕不打折。因為我會告訴自己：如果中途停下，

日後肯定會心生遲疑而無法持續下去。所以，我堅持每次都是「一鼓作氣」地游完該達成的公里數，絕不打折，而這種恆心及毅力，可能來自國防醫學院的訓練⋯⋯。

由此，我更堅信「自己也是自己貴人」的說法，很多人之所以成功，這雖與「時也、命也、運也」有關，但重要的是自己能否「先知先覺」，主動抓住機會「奮力一搏」，這更是關鍵所在。

容我舉自己在民國 75（1986）年從沙國回來之後，想去陽明醫學院唸臨床醫學研究所博士班的原因為例。當時除了因醫院要進行教學評鑑（1978 年開始，台灣醫院第一次開始有教學評鑑）外，最主要就是台灣當時開始出現所謂的「使用光碟片的個人電腦」時代。

還記得當時的電腦都配有 A、B 兩個插槽。A 槽專門放 DOS 開機片，B 槽則可儲存個人資料。在此之前，我都得跑到當時部主任姜必寧的辦公室去寫報告，因為裡面有一台每次可打 50 個字的電動打字機。而且我只能利用他晚上不上班的空檔才能使用。後來有了電腦，打字就

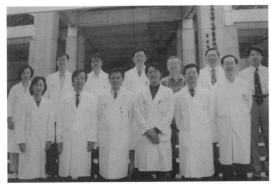

圖 7-8，台大麻醉團隊。前排右四為作者；後中為現任台大癌醫中心副院長王明鉅；前排右三為現任雙和醫院教學副院長程毅君。

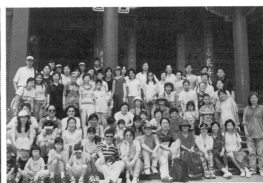

圖 7-9，榮總麻醉團隊。

不再那麼辛苦了。

　　回想之前進行研究統計，都是用專門的計算機來計算。但自從個人電腦問世後，所有的統計資料及運算都可透過電腦快速完成。更何況有了個人電腦之後，打報告也不需再像之前一樣，每做一次更動便得重新打字與排版，實在方便，這也是我能夠順利研讀博士班的大好時機。

　　說起來，我是到了 UCLA 博士後研究之後，電腦才有 HD 及 Windows 系統與 USB 插座。這些我們現在認為「理所當然」的事，在那個時期卻通通是「理所不當然」。現代資訊發達與發展，已然經改變全人類的生活。如今，大家人手不離手機、工作不離電腦，尤其在新冠肺炎疫情發生之後，情況更為嚴重。許多人在家遠距上班，連小學生都得使用電腦在家遠距上課。大家能夠想像，在昔日一個沒電腦的時代，人們是如何工作與生活的嗎？這種情景就如同在沒有麻醉的時代進行手術一般，所以我覺得現在的麻醉科醫師最該學的就是「醫療 AI（Medical AI）」，這才是未來最有發展的項目，可謂明日之星。

　　在我的麻醉人生路上最感得意的是：連續擔任兩大國立醫學院—台大及陽明教授，以及兩大國家級醫院—台大及榮總的麻醉部主任。這段期間，也是我內心最快樂的日子（圖 7-8、圖 7-9）。因為能夠得天下英才而教之，加上學生又能

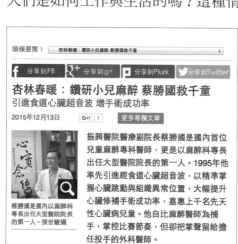

圖 7-10，作者在 1995 年，率先引進小兒經食道超音波技術，以精準掌握心臟跳動與組織異常位置，大幅提升心臟修補手術成功率。

「青出於藍，更甚於藍」，分佈於各領域且擔任醫學院醫院的要職，怎不令人感到欣慰？

連連獲獎，麻醉不再是冷門科別

值得一提的是，在台大醫學院暨醫院擔任兼麻醉教授及部主任時，我是台灣首先將經食道心臟超音波儀器應用於小兒心臟手術、協助小兒心臟手術進行的第一人（圖 7-10）。

當時，台大小兒心臟權威呂鴻基教授特別為此組了一個很強的小兒心臟團隊，成員包括小兒心臟內科王主科醫師、吳美環醫師、小兒心臟外科張重義醫師、邱英世與陳應祥醫師，以及影像醫學部陳世傑醫師，所有成員每週都會討論每一個手術前及手術後的個案。而我能參與如此超強的團隊，真可謂是三生有幸，獲益良多。我也因為推廣經食道心臟超音波的應用，期望藉此提升心臟麻醉品質，在 2000 年成立心臟麻醉醫學會，並由我擔任首屆理事長。

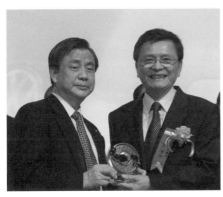

圖 7-11，作者獲頒醫師公會杏林獎，與當時台北市醫師公會暨全國醫師聯合會理事長呂明濱教授合影。

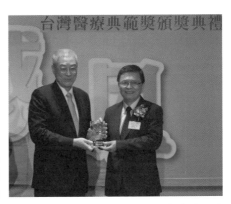

圖 7-12，作者獲頒台灣醫療典範獎，並與前副總統吳敦義先生合影。

當然，我最難得的殊榮是榮獲民國 101（2012）年的「醫師公會杏林 」（圖 7-11）及「全國醫療典範 」（圖 7-12）。這次的得獎也是麻醉界第一個獲得此項殊榮的醫師，這項榮譽代表了麻醉科在台灣，已經不再是「冷門」的科別。

　　回首進入麻醉醫學這個領域已逾四十五個年頭，除了感謝一路走來給予我各項幫助的每位貴人以外，我更也希望以「引路靠貴人，走路靠自己」這句話，與大家共勉之。

愛生活 38

麻醉真相

手術前的病人筆記，你一定要知道的麻醉計畫、用藥風險、術後照護⋯⋯

作　　者一 蔡勝國
視覺設計一 徐思文
主　　編一 林憶純
行銷企劃一 葉蘭芳

第五編輯部總監—梁芳春
董 事 長—趙政岷
出 版 者一時報文化出版企業股份有限公司
　　　　　108019 台北市和平西路三段 240 號
　　　　　發行專線—（02）2306-6842
　　　　　讀者服務專線— 0800-231-705、（02）2304-7103
　　　　　讀者服務傳真—（02）2304-6858
　　　　　郵撥— 19344724 時報文化出版公司
　　　　　信箱— 10899 臺北華江橋郵局第 99 信箱
時報悅讀網— www.readingtimes.com.tw
電子郵箱— yoho@readingtimes.com.tw
法律顧問—理律法律事務所 陳長文律師、李念祖律師
印刷—勁達印刷有限公司
初版一刷— 2021 年 9 月
定價—新台幣 380 元
（缺頁或破損的書，請寄回更換）

麻醉真相 / 蔡勝國 作 .-- 初版 . - 臺北市：時報文化，
2021.10
208 面；17*23 公分
ISBN 978-957-13-9295-0（平裝）
1. 麻醉學
416.5　　　　　　　　　　　110012588

ISBN　978-957-13-9295-0
Printed in Taiwan